がん患者さん

と

ご家族をつなぐ

在宅療養 ガイド

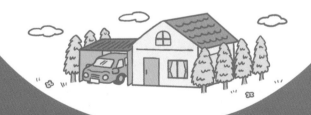

日本医学出版

　本書『がん患者さんとご家族をつなぐ 在宅療養ガイド』は、がんを患った方、経験された方、ご家族やご友人などに向けて作成したものです。がんを患った方が、その人らしい生活を維持しながら、自宅や施設などの身近な場所で過ごすときに役立つ情報をまとめました。2015年に発行した『ご家族のための がん患者さんとご家族をつなぐ在宅療養ガイド』の内容を、いただいたご意見やご提案、最近のがん医療やケアの進歩、新型コロナウイルス感染症の流行などを踏まえ、診断されて間もない時期や、通院治療中にも役に立つ情報を加えて、大幅に内容を拡充しています。

　がん治療が始まるとき、治療が一段落して退院することになったとき、通院しているときなど、これからどのように過ごせばよいのか、在宅での生活が想像できないなかで、身の回りのことをどのように整えていくか知りたいとき、ご本人やご家族が今後の見通しを立てたいとき、そんなときに、想いを支え、在宅での生活を安心して送る助けになることを願ってつくりました。

　本書は、医療・介護・福祉のスタッフ、そして、これからの在宅での療養をよりよくしたい当事者の方、ご家族、ご遺族の意見や提案をまとめるかたちでつくられています。この場を借りて、ご協力くださいました皆さまにお礼申し上げます。

　ぜひ本書の内容を参考にしていただき、ご本人、そして支えるご家族が自分らしく満たされた日々を生き生きと過ごすことができるようにと、心から願っています。

「地域におけるがん患者の緩和ケアと療養支援情報 普及と活用プロジェクト」

プロジェクトリーダー

渡邊 清高

目　次

コラム

『がん患者さんとご家族をつなぐ 在宅療養ガイド』は、患者さんが通院を始め、自宅で療養し、最期のときを過ごす様子を、複数のストーリー仕立てでご紹介しています。在宅の環境は自宅以外でも、介護福祉施設（介護老人保健施設や特別養護老人ホームなど）や療養型病床などの医療機関でも、病状や個々の施設の特性に応じて整えていくことができます。

ご本人とご家族が過ごしやすい環境を整備していくにあたって、「こうしなければならない」という決まりはありません。ご本人とご家族、そして医療や療養を支えるスタッフが話し合って、どのようにしていくかを一緒に考え、つくっていくものです。ご自分の関心のあるテーマや内容について、どこからお読みいただいても構いません。

本書では、在宅で人生の終わりの時期をともに暮らす生活について、そして看取る時期の話題や患者さんが亡くなったあとの生活についても取り上げています。「今は読みたくない、考えたくない」という内容は、無理してお読みいただかなくても大丈夫です。

不安や心配なことがあればいつでも近くの医療者、介護・福祉のスタッフなど、周りの人に相談することができます。
どうぞこの本を、住み慣れた環境のもとで安心して時間を過ごすために、ぜひご活用ください。

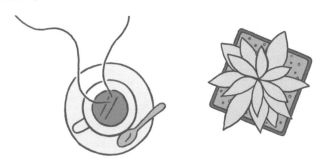

本書に記載の内容は 2024 年 4 月時点のものです(URL や 2 次元コードを含む)。ご活用の際には最新の情報も併せてご確認ください。

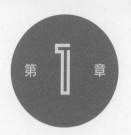

第 1 章

在宅での
療養を始める

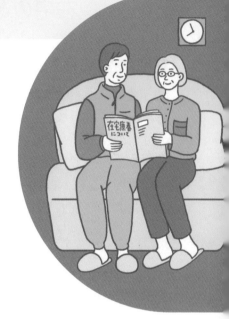

この章では、在宅での療養を始めるにあたって、在宅療養のあり方や、入院による療養との違い、ご本人やご家族の心構え、在宅療養に関する信頼できる情報源についてまとめています。

これから在宅療養を始める方はもちろん、すでに療養生活を始めている方にも参考になる情報として、ご本人とご家族のコミュニケーションについても紹介しています。

この章のまとめ

- ✔ 今、多くのがん患者さんの療養の場が、病院から在宅へと変わってきています。

- ✔ 在宅療養の最大のメリットは、住み慣れた場所で、家族や気心の知れた人と時間を共有し、療養を続けながら自分のペースで生活できる点です。

- ✔ 在宅療養に決まった型はなく、ご家族や周囲の方とのコミュニケーションをしっかりとっていくことが、在宅療養を充実させる大切なカギになります。

- ✔ そのためにも、信頼できる情報源、困ったときに相談できる身近な窓口を知っておきましょう。

在宅のあり方は十人十色

「在宅療養」とは?

「在宅療養」という言葉から、あなたはどんな様子を思い浮かべるでしょうか。「在宅」とは、自宅など住み慣れた環境のこと。「療養」とは文字どおり、治療と養生のことです。つまり在宅療養とは、治療や養生を続けながら、住み慣れた環境で自分らしく過ごすことを指しますが、「自分らしさ」は人それぞれですよね。だからこそ、在宅療養には決まった型はなく、患者さん・ご家族など支える方によって、それぞれ療養のかたちがあり、そのご家庭らしいかたちがあります。

　入院中のように、決められた規則がない在宅という環境では、かえって戸惑ったり、不安になったりすることもあるかもしれませんが、形式にとらわれず、患者さんとご家族、親しい方とで少しずつつくっていくものと考えて、準備を進めていきましょう。

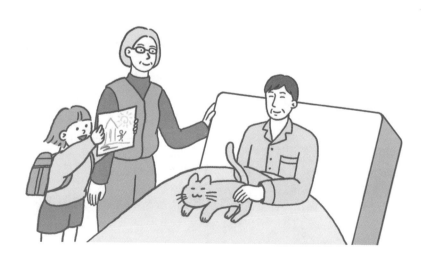

在宅療養と入院療養の違い

　かつてのがん治療は、入院を前提にした手術や抗がん剤による治療が多かったため、療養といえば「入院」によるものが一般的でした。一方、現在では、身体への負担の少ない手術法、薬物療法（抗がん剤治療）や放射線療法、支持医療（治療に伴う副作用を軽くしたり、がんによるつらい症状に対処したりする医療やケア）などのがん医療の進歩に伴って、入院期間は短くなり、入院する機会も減ってきています。統計上のデータでも、2005年を境に、入院で治療を受けている患者さんよりも、通院、つまり外来で治療を受けている患者さんのほうが多くなりました。

　今、多くのがん患者さんの療養の場は、病院から在宅へと変わってきていると言えます。

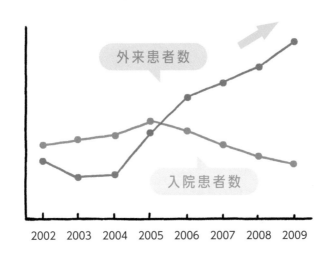

　こうした変化の背景には、がん医療そのものの進歩に加え、住み慣れた在宅での療養を望まれる方が増えたことや、治療に伴う副作用や後遺症に対する予防や治療・ケアが進歩してきたこと、在宅医療（訪問診療や訪問看護など）を利用することで、在宅でも入院とほぼ同等のケアを受けられるようになったことなどがあげられます。

　では、在宅療養と入院療養では、どのような違いがあるでしょうか？

入院療養と在宅療養の比較

入院療養	在宅療養
ほかの患者さんや医療者がいる場での共同生活	家族や親しい人、ペットなどとともに過ごす、プライベートな生活
24時間医療従事者が対応してくれる	訪問診療や往診を利用しつつ、家族や親しい人によるケアやサポートを受ける
医療機関側のスケジュールに合わせて過ごす（検査、食事、入浴、消灯時間など）	時間や規則にとらわれず、自分や家族のペースに合わせて過ごせる
仕事や学業から長期間離れなければならないことがある	仕事や学業から長期間離れずに済む、工夫して続けられることが多い
決められた時間に家族が面会に来院する（感染症防止などの観点で面会が制限されることがある）	家族や親しい人と、時間に縛られずに過ごせる
原則として公的医療保険制度を利用する	状況により、公的医療保険制度に加え介護保険や地域独自の支援、費用負担を軽減する助成などを利用できることがある

(緩和ケア病棟など、面会や時間の制限が比較的緩やかで、普段の生活に近い環境で過ごせる入院療養施設も整備されてきています)

こうした比較からもわかるように、在宅療養の最大のメリットは、なんといっても、住み慣れた場所で、家族や気心の知れた人と時間を共有し、家庭内での役割や仕事や学業などの中断を最小限にして、療養を続けながらも自分のペースで生活できる点です。医療者がいつでも近くにいる入院療養とは異なるため、心配なこともあるかもしれませんが、周囲のサポートや、在宅療養で利用できるさまざまな制度を上手に活用しながら、より自分らしく過ごせるように環境を整えていきましょう。

住み慣れた環境で暮らしながら、通院で治療や診察を受ける

「在宅療養」と一口に言っても、住み慣れた環境で暮らしながら、通院で治療を続ける方をはじめ、入院で一通りの治療を受けたあと、定期的な検査や診察

のみとなって、これまでの生活に近いかたちで在宅で過ごす方、住まいとは離れた医療機関で治療を受け、その後は自宅に近い医療機関で処方や診察をしてもらいながら過ごす方など、さまざまなパターンが考えられます。

　もちろん、在宅で気兼ねなく暮らせるとはいえ、いずれの場合でも、がんの診断や治療を受ける前とまったく同じ生活を送るのは難しいこともあるでしょう。治療の副作用や後遺症、それに伴う心身の変化、あるいは就労や就学について不安がある方もいるかもしれません。そうしたときには、「第2章　通院で治療を始める・続ける」「第3章　社会とのつながりを保つ」「第4章　住み慣れた場所で自分らしく暮らす」などが参考になるでしょう。気持ちが一段落したところで、少しずつ新しい日常を見いだしていきましょう。

住み慣れた環境で暮らしながら、在宅で治療やケアを受ける

　在宅で過ごしながら通院や定期診察を続ける方以外にも、病状や状況によっては、医師や看護師が自宅に訪問し、必要な医療やケアを提供する「訪問診療」や「訪問看護」といった制度（在宅療養支援制度）を利用するかたちでの在宅療養（在宅医療）を選択される方も増えています。

　定期的な訪問に加え、夜間や緊急時には24時間365日体制で医師や看護師による診察や治療、サポートを受けられることから、より安心して在宅療養を続けることができるという大きなメリットがあります。ご家族にとっても、外来への通院や検査時の付き添い、入院療養における面会などの負担が軽減され、患者さんとご家族が、大切な時間をより長く一緒に過ごすことができる点なども大きなメリットと言えます。

　なお在宅医療（訪問診療）の対象は、原則として「一人では通院が難しい方」です。具体的には、以下の方などがおもな対象となります。

- 家族が付き添い、介助しての通院が困難
- 認知症など、別の病気があり通院が困難
- 自宅で人工呼吸器などの医療機器を使用しており、移動が困難
- 寝たきりで移動が困難
- 在宅での看取りを希望している

在宅医療の利用を考えている方は、「第4章　住み慣れた場所で自分らしく暮らす」「第5章　生きること、生ききることに向き合う」「第6章　人生の最期をともに生きる」などが、きっと参考になるでしょう。

ご本人の体験談

在宅での点滴、思い切ってやってみた

神奈川県 20歳代／女性

　私は抗がん剤治療のため入院している途中で食事が十分に摂れなくなり、点滴で栄養を補給することになりました。その影響で予定していた期間より長く入院することになり、長期の入院を経験したことのなかった私は、入院生活に苦痛を感じ始めていました。

　そんなとき、担当の医師から「栄養の点滴さえしていればしばらくは自宅で過ごせる状態です」と伝えられました。訪問診療チームのサポートはあるものの、私か家族がある程度点滴の管理をする必要があるとのことでした。普段から間近で処置を目にしていた私は家族よりも適任だと思い、自分でやることに決めました。

　その後、退院までに模擬キットを使い針の抜き刺しの練習をしたり、実際に針の抜き刺しをしてみたりと点滴の管理の仕方を学びました。もちろん最初は自分自身に針を刺すことに恐怖や不安がありました。ですがやってみると難しいということはなく、技術力よりも思い切ってやってみる勇気のほうが大切でした。

ご家族の体験談

チームプレーでQOLアップ

広島県 50歳代／女性

　夫は「多重がん」と診断されて、いつ、どこに転移や再発をするのかわからない状態で不安を抱えながらの療養生活でした。そんなときに24時間体制で在宅医を始められた医師を紹介していただきました。

　医師もまだ手探り状態のなか、担当医との連絡を取っていただきながらの在宅生活でした。夜中の異変にも対応していただける心強さは本人にとっても家族にとっても安心の重要なポイントでした。また、日頃ケアしてくれる訪問看護師さんに加え、在宅リハビリテーションをしてくださる理学療法士さん、薬を持ってきてくださる薬剤師さんなど、在宅でも多くの方々に関わっていただけることが心強く、安心して生活できました。

2

ご本人とご家族の心構え

　ここまで見てきたように、「在宅療養」にはさまざまなかたちがあります。患者さん本人・ご家族の状況や生活スタイルに合った在宅療養がよりよいものになるよう、まずはご本人とご家族の心構えについて、一緒に考えてみましょう。

これまでのこと、これからのことをともに考える

　在宅療養を始めるにあたっては、考えたり、決めたりしなければならないことがたくさんあり、何から手をつけてよいのか混乱したり、不安になってしまうことがあると思います。

　その混乱や不安の背景には、「今後の生活がうまくイメージできない」ことが大きく影響している場合があります。生活していくうえで、「これまで」と比べて「これから」どのような変化が起こるのか、あらかじめ担当医や看護師などのほかに、がん相談支援センターの相談員や、同じがんの経験者などから話を聞いたり、病院や地域で行われている「がんサロン」などに参加するなど、「これから」に役立つ情報を積極的に集め、患者さん本人・ご家族でその情報を共有し、ある程度の「今後の見通し」を立てておくことが、在宅療養を始めるうえでの大切な準備になります。

　生活にどのような変化が起こるかは、がんの種類や治療内容などによって異なりますが、たとえば次のようなことがあるかもしれません。

「これまで」との生活の変化（例）

- 定期的な通院や検査・治療が必要になる（時間の確保が必要になる）
- 継続的な薬の服用・注射・点滴が必要になる／副作用への対策が必要になる
- 病気による症状や、治療に伴う後遺症・合併症への対応が必要になる
- 体調が優れない日があったり、これまでのようには無理がきかないことがある
- 急な体調変化が起こりうる
- 病気の進行や再発に対する不安や心理的なストレスを抱える
- 家族や地域内での役割分担に変更が必要になる場合がある
- 仕事の内容や就労・就学環境の調整が必要になることがある

　こうした生活上の変化は、ご自身の工夫や、公的な支援制度の利用、家族や周囲の人、医療者などからのサポートによって解消・軽減できることもあります。一方で、受け入れていかざるを得ない変化もありますが、在宅療養生活を、想定できる範囲でイメージしておくこと、イメージしたうえで、心配な事柄に対してあらかじめ打てる対策や手立てを考えたり、関係する人に相談しておくことで、少しずつ不安や混乱が解消され、新しい生活のかたちがみえてくるでしょう。

　なお、これらすべてのことを患者さんご本人やご家族だけで抱え込もうとすると、とてもつらくなってしまうことがあります。ご本人・ご家族だけでなく、周囲の信頼できる人や医療者との間で状況や情報を共有することで、困難や不安に対し、ともに悩み考え、解決していくことができます。周囲に伝えることや頼ることに対して遠慮しすぎずに、頼れるものには時に頼って、あなたらしい、そのご家庭らしい新しい日常生活を少しずつ築いていきましょう。

アドバンス・ケア・プランニングとは？

「アドバンス・ケア・プランニング」（advance care planning：ACP）という言葉を聞いたことがあるでしょうか。目の前の「これから」のことを考える延長として、さらにその先の「人生の最終段階」が訪れたときに、どのように過ごしたいか、何を大切にして生きたいかについて、患者さん本人・ご家族（親しい人や友人なども含みます）・医療者（介護従事者も含みます）の間で話し合いを重ねる過程（プロセス）のことを言います。

　当たり前のことですが、がんという病気の有無にかかわらず、命あるものには必ず「最期のとき」が訪れます。しかし、考えてみると、いつ、どんな状況で「そのとき」が訪れ、「どのようにしたいのか」を事前に想定しておくことは、自分のこととはいえ、大変難しいものです。また、ご家族にとっても、たとえば急にご本人の体調が変化したときや、十分な意思疎通ができなくなったときなどに、ご本人が何を望んでいるのかがわからないままに代理で意思決定をしなければならない場面が生じ、大きな苦悩を抱えることがあります。ご本人やご家族の意思決定に基づいて治療やケアを行う医療者にとっても、時に葛藤が生じます。
　こうしたことから、現在の病状や今後予想される病気の経過を関係者が共有し、今だけでなく将来的な治療・ケアの目標や方向性について、折に触れて話し合っておくこと（ACP）の重要性が注目されるようになってきました。

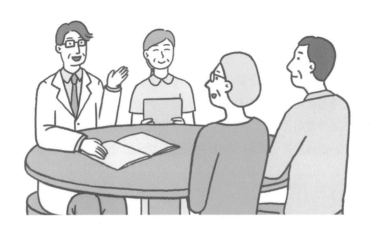

　厚生労働省ではACPを「人生会議」と呼ぶことも提案しています。「会議」と聞くと堅苦しく感じられるかもしれませんが、ACPや人生会議に「正解」はありません。何度繰り返してもいいし、なんらかの明確な結論を出す必要もありません。「最期のとき」を想像することは誰にとっても難しいもので、気持ちが揺れたり、途中で意見が変わったりするのはごく当たり前のことです。だからこそ、具体的な結論を出すことよりも、何度も繰り返し、お互いの気持ちを寄せて話し合い、どんなことを大切にしたいのか、どんなことがうれしいか・嫌いなのか、などの価値観や考え方をご本人・ご家族・医療者で共有しておくことが大切です。

　何度も話し合うことで、ご本人もご家族も、人生において大切にしたいことがより明確になったり、限られた貴重な時間をどう過ごしたいかを考えたりする機会になります。ご家族や医療者にとっては、仮にご本人が意思決定することが難しい状況になったときでも、ご本人の価値観を尊重し、「本人ならきっとこう考えるだろう」と納得して医療・ケアの継続や差し控えを含めて今後の方針を考えることができ、最期のときを穏やかに受けとめやすくなります。

　「人生の最期」なんて考えたくない、という方もいるでしょう。しかし、誰もが「限られた生」を生きるなかで、病気や治療に対する思いや、どう過ごしていきたいかなどについて、日頃から話せる範囲で家族間で話したり、伝え合ったりすることを、ぜひ大切にしましょう。こうした対話をしておくことは、「これから」を生きるうえで、ご本人とご家族の安心や希望につながっていきます。

ご本人とご家族のコミュニケーションのコツ

（ご家族へ）ご本人の希望を知るためのコミュニケーション法

　前述のとおり、今後の療養の方針を決めるためには、当然のことですが、ご本人の気持ちを知ることが何よりも大切です。ご本人の思いや希望を共有することは、在宅療養の基本的な方針や方法を決定していくうえで、なくてはならないものです。とはいえ、気恥ずかしさや照れが先に立ち、改まって率直な対話をするのが難しいこともあるかもしれません。

　患者さんによっては、自らあれこれと今後の計画を練ったり、関心のある情報を集め、積極的にこれからのライフプランを考える方もいますが、一方で、考え

がまとまらなかったり、考えをもっていても言葉にしてうまく伝えられなかったりすることもあります。こうした場合でも、在宅を療養の場として選んだ背景には、「家族や大切な人（親しい人）とできるだけ一緒にいる時間をもちたい」とか、「自宅のお気に入りの場所でゆっくり過ごしたい」、「早く職場に復帰したい」、「子どもたちに食事を作ってあげたい」など、在宅での療養生活で一番大切にしたいことを、漠然とでももっているはずです。

　家族としてともに経験してきた過去の苦労話や思い出話などをしながら、そうした思いを少しずつ引き出し、何を大切にしていきたいのかを共有できるとよいでしょう。また、具体的なコミュニケーションのとり方として、以下のいくつかの項目が参考になるかもしれません。

（ご家族や支援者の方へ）**効果的なコミュニケーションのために**

- 会話を始めるときは、話の切り出し方を工夫してみましょう。たとえば、患者さんご本人が自分から話したいと思われる話題を、先に質問してみるのもよいかもしれません。

- ご本人の話していることが、たとえご家族の考えと違っていても、まずはしっかり耳を傾けましょう。

- 聞いたふり、わかったふりはしないで、わからないことはしっかりと聞き返しましょう。

- ご本人の話を受けとめたうえで、ご家族の認識や気持ちも伝えてみましょう。ただ、大切なことは、ご家族の考えをご本人に知ってもらうことです。無理に説得したり、同意を強要したりしないようにしましょう。

- ご本人が何を一番伝えたいかを知るために、話している内容だけでなく、声の調子、身振り、言葉そのものについても注意を払いましょう。

- ご本人が話しているときには、言葉の一つひとつに反応するのではなく、なるべく冷静に聞くようにしましょう。

- ご本人が話したことを復唱し、話を理解したことを示しましょう。ご本人も安心するはずです。

　ご本人の話に注意深く耳を傾け、また表情やちょっとしたしぐさをよく観察することによって、本当に伝えたいことを見いだせる場合もあります。このとき、ご家族が会話をリードするのではなく、ご本人が話したい話題を、ありのままに受けとめる姿勢を大切にしたいですね。

答えにくいことを聞かれたときには…

　たとえば対話のなかで「私、いつまで体が自由に動くんだろう」など、まだ先の話と思えるようなことや、答えに困ることを聞かれたときにも、「そんな話しないでよ」とか、「そんな弱気なこと言わないで」などと否定したり言葉を遮ったりせずに、「どうしてそう思うの」と尋ね、静かにご本人の言葉に耳を傾けるのがよいと思います。「今の時点では、将来何が起こるか、私にもわからない」と正直に伝えたり、「今度、診察のときに一緒に聞いてみよう」と提案してみるのもよいかもしれません。ご本人の不安な気持ちに寄り添いながら、時につらい感情も共有し、不安を分かち合っていくような姿勢でやりとりができるとよいですね。

言葉をかけにくいときには…

　何か言葉をかけたくても、思いをうまく言葉にできなかったり、なんと声をかけてよいのかわからなくなってしまうときもあるでしょう。そんなとき、「何か言葉を見つけなくては」と思うばかりに、ご家族のほうがつらくなってしまったり、不安になってしまったりすることがあるかもしれません。

　こうしたとき、無理に言葉を見つける必要はありません。話すことや聞くことだけでなく、ご家族が「そばにいること」に十分に大きな意味があります。思いを伝えたいけれどもうまく伝えられない様子や、慣れない在宅療養に家族も戸惑ったり不安を抱えたりしていることも、コミュニケーションの一つのかたちとして、ご本人に伝わります。「何を言うか」「何をするか」よりも、ただ「本人を思い寄り添ってそばにいること」「一緒に同じときを過ごしていること」に大きな意味があると言えます。「うまく話そう」とか「本人を不安にさせないように」とか、あれこれ考えすぎなくても大丈夫です。言葉で表現できないときは、体に触れたり、さすったり、抱きしめたりすることもよいかもしれません。ご家

族がご本人を気遣い、受け入れていることは、言葉を超えて伝わることでしょう。

　病気のことばかりでなく、天気やテレビ番組について他愛もない会話をするなど、これまでと同じように接してもらうことが、一番自然で安らげると話す方も多くいます。

　参考までに、相手への気遣いを示すコミュニケーションのヒントを以下にご紹介します。

（ご家族へ）どのように気遣いをあらわすか

- あまり堅苦しくならず、普段の何気ない会話や冗談をやりとりするだけでよいのです。きっとそれが一番長続きするでしょう。

- 照れたり恥ずかしがったりしないで、手を握ったり、さすったり、抱擁をしてみましょう。一緒に座っているだけでも、多くの会話を交わしたように支えになるでしょう。

- 生活のなかに積極的にちょっとした笑いやユーモアを取り入れ、ほほえみを絶やさないようにしたいものです。笑いは、私たちをリラックスさせ、気持ちを前向きにさせてくれます。どんなに困難な状況でも、小さな笑いが心をほぐし、助けになってくれることがあります。

- 昔の旅行のこと、畑仕事や庭の草花のこと、音楽の好み、最近のスポーツや映画、本の話題など、気さくに語り合うのもよいですね。

- ご本人が友人と連絡をとったり、訪問したり、外出したりなど、気分転換ができるようサポートするのもよいでしょう。

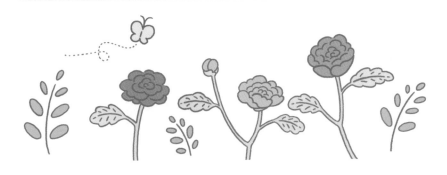

相談できる話し相手を見つけておきましょう

（患者さんへ）「がんばりすぎない日々」を大切に

　在宅療養を始める患者さんの状況は人それぞれではありますが、在宅療養のうえでは、「がんばりすぎない」こともぜひ大切にしてください。住み慣れた環境で生活していると、どうしても、これまで自分が担ってきた役割を果たそうと、「早く体力を戻さなきゃ」とか「家族に世話をかけるわけにはいかない」「これ以上職場に迷惑をかけられない」などと、つらくてもつい無理をしてしまうことが多いようです。

　しかし、がんという病気の療養を継続していくうえでは、生活の一部を見直したり、変えなくてはならなくなることがどうしても出てきます。「これまでどおり」にこだわらず、「どうしたら無理なく、居心地のよい生活を続けていけるか」という観点で、ご家族や周囲の人に遠慮しすぎずに、自分のつらさや希望を素直に伝えてみましょう。

　ご家族は、身近にいるからこそ、どのように接したらよいか悩んだり、変に遠慮していたりすることもあります。あなたが感じているつらさや苦しさは、外見からはわかりにくいことも多く、自分から言わないと相手に伝わらないことも多々あります。病気や治療の状況との兼ね合いで、今の自分にできること、難しいこと（今はまだ難しそうなこと）などを率直に伝えてご家族や親しい人の手を借り、「がんばりすぎなくていい日常」を一日一日積み重ねていきましょう。

　また、ご家族以外にも、病気のことを含めて気兼ねなく話せる友人や親しい人に話を聞いてもらうだけでも、気持ちが軽くなることもあります。

　一人で抱え込まず、些細なことでも話せる関係を大切にしていきましょう。

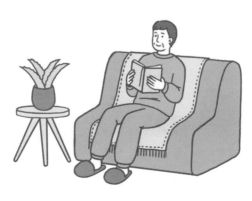

（ご家族へ）支援者となってくれる友人・知人を見つけましょう

　がん患者さんのご家族の多くは、がんと診断されたご本人と同じかそれ以上に、大きな不安や気分の落ち込みを経験すると言われています。しかしその一方で、「一番つらいのは本人なんだから、私が弱気じゃ駄目だ」とか、「私が支えなくては」などと、家族としてのつらさに蓋をしてしまうことがしばしばあります。

「在宅で療養することになった」と周囲や離れた親戚などに伝えると、「がんばって支えてあげてね」とか「家族が頼みの綱だから」などと励まされたり、時には「家でがん患者を看るなんて……」などと在宅療養に否定的な言葉が返ってきたりして、ご家族はますます自分のつらさを表に出しにくくなってしまうこともあります。

　しかし、患者さんのご家族だからといって、すべてを自分たちだけで抱え込む必要はまったくありません。つらい、と感じたときには、必要な支援を求めましょう。近所で親しい方や、在宅療養に理解を示してくれる知人や友人でも構いません。ちょっとした手助けをしてくれたり、精神的にあなたの支えになってくれたりする人を一人でも多く見つけておくことも、この先の大きな支えになるでしょう。外部の信頼できる相談先に相談するのもよい方法です（P20参照）。

　実際に在宅での生活が始まると、話し相手やお手伝いをしてくれる人が徐々に増えてくることもあります。在宅での暮らしを話せる人が周りにいることは、ご家族にとっての心の支えになります。ご家族もまた、「がんばりすぎない」毎日を送れるように、環境を整えていきましょう。

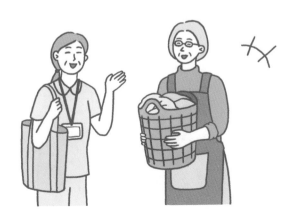

ACP（アドバンス・ケア・プランニング）
──話し合いの大切さ

東京都　60歳代／女性

　がんを患った娘への話の取っかかりは、東北の震災を例として、私から口火を切りました。当たり前のように帰宅すると思っていたのに、「さよなら」を言えないお別れはどれほどつらかったか。余命を聞きながらも治療して生きている娘もつらいですよね。明日、もしかしたら事故、災難でみんなと別れてしまうかもしれない。でも今日、今はまだ大丈夫。
「あなたはどうしたい？」
「お母さんの最期はこうしたい。こうしてほしいなあ……」
　それからは治療が変わるたびに話し合いました。そして話の最後に毎回、「全部は叶えてあげられるかわからないけど、家族みんな全力であなたの願いを叶える努力をするよ」と伝えました。
　最終的に決まったのは、以下のことでした。

- ● 棺に入れる物

- ● 最期はきっと麻酔でそのまま逝ってしまうだろうから、麻酔を入れる前のお別れは「じゃあ、またね」と家族みんなで笑って送ってほしい

- ● 家で普通に逝きたい

　娘は限られた時間のなか、「自分がいなくなってもお母さんを時々気にかけてね。母さんはヘタレだから」と笑ってほかの方に託してくれました。
　4年半の闘病のなか、お互いに想い、想われたこと。この話し合いは、私にとってとても大きなことであり、大切な大切な宝物です。

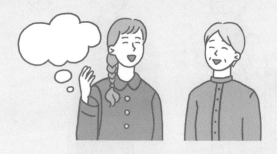

支援は一歩ずつ段階を踏んで

広島県 50歳代／女性

　夫は58歳でしたが、末期がんとの診断で介護保険の対象でした。担当のケアマネジャーさんが看護師さんということもあり、今後在宅で過ごすためのさまざまなアドバイスをいただきました。子どもたちは県外にいて頼れない状態でしたので、外部の方々のお力をお借りするしかありませんでした。お風呂や手すりなどの住宅改修で、ケアマネジャーさんをはじめ、いろいろな方々が少しずつ家に来られるようになり、在宅医、ヘルパーさん、訪問看護師さん、在宅リハビリテーションの理学療法士さんの方々を、夫は自然に受け入れられるようになりました。

　また、夫には日記のように「備忘録」を書いてもらっていたので、ノートを介して自然に話をすることで気持ちを知ることもできました。「エンディングノート」*というと構えてしまいますが、一冊のノートを交換日記のように書くほうが、かしこまった話も違和感なくできたように思います。

＊エンディングノート：人生の終末期にあたり、ご本人の想いや希望をご家族などに伝えるために書き留めておくノート。

今とこれからを話し合う

鹿児島県 40歳代／男性

　父ががんとなり自宅での療養が始まるにあたり、今まで話したことがなかったことを話すようにしました。そのなかで、これからの療養にあたり、費用を考えなくてはなりませんでしたが、家計管理は父がしていたこともあり、このとき初めて家計の実情について知りました。

　民間の医療保険には入っておらず、また預貯金もほとんどなく、在宅療養を始める以前に、治療費の捻出もままならない状況でした。年金は十分にあったのですが、その年金が父の兄弟への貸付に回っていました。

　治療や在宅療養に必要なお金を確保するために社会保険の利用を検討し、治療方法の再考などに際してもお金が最大の問題でした。今は兄弟からの返済を含め、なんとか治療と在宅療養ができています。家族がすべてを話し合うところから、心構えや準備が始まると実感しました。

家族は主役ではなく、本人の想いに寄り添うことが大切

40歳代／女性

　父が、命の期限を告げられたとき、病弱な母に代わり娘である自分がすべてを取り仕切らなくてはならないと思っていました。今後の治療方針、療養場所、生活など、何から手をつけたらよいのか……。まず本やインターネットで情報を集め、親戚や友人に相談しながらも、頭のなかが混乱していました。

　そんなとき、知り合いの人から「決めるのはお父さんだろ。それはお父さん自身の問題だから、あなただけで決めるべきではないのですよ」と言われたのです。一瞬理解できませんでしたが、はっと気づきました。自分がキーパーソンとしてすべてを背負うのだという過度な気負いから、私は自分の立ち位置を勘違いしていたのです。中心は父本人であること、選択や決断を迫られたときには、「父の意思と願いにいかに沿えるか」を判断の基準にするということ。そんな一番大切なことを見失っていました。

　父の人生、父と母の夫婦の物語の主人公はあくまで父、あるいは両親なのだから、脇を固める私たち家族は自分の思いや他人の意見に振り回されず、ただ裏方として主役を支えながら物語の最終章を見届ければよいと思ったとき、覚悟ができました。

笑顔と活気が戻り、準備を整えて故郷へ

40歳代／女性

　父が自宅での療養を決めてから2か月。往診の先生や看護師さんの協力で、病院にいるときよりも痛みが和らぎ、本人、家族が想像していた以上に動けるようになり、笑顔と活気が戻りました。人間は欲が出る生き物のようで、生まれ故郷の佐渡に最後にもう一度行きたい、先祖の墓参りをしたい、親戚にあいさつしたいと希望するようになりました。父は筋金入りの頑固者。言い出したら聞きません。娘としても、なんとか希望を叶えてあげたいと願い、往診の先生と看護師さんに相談しました。先生には、万が一のための紹介状（診療情報提供書）を準備いただき、看護師さんには旅行中の薬の準備、往復の新幹線やフェリーなどの移動手段について助言をもらい、準備万端でいざ佐渡へ。家族全員で降り立った佐渡の澄み切った空気は、移動の疲れを吹き飛ばすほどでした。

夢を実現するために、
「無理」と思わないで声に出してみる

広島県 50歳代／女性

　夫の夢は、退職後に夫婦で車に乗って日本一周することでした。しかし、58歳でがん治療のために退職せざるを得なくなり、旅行も夢のまた夢となってしまいました。そんなときに「一番行きたかったところは?」と聞いたところ、「北海道の摩周湖」との答えでした。すでに進行して体力もだいぶ落ちておりました。主治医に相談したところ、「知り合いの医者が北海道にいるので連絡しておくから安心して行っておいで」とのこと。その言葉をありがたくいただき2人で摩周湖を目指して旅をしました。霧も晴れ、念願の美しい摩周湖に出会えました。

　半年後、今度は自信がついたのか、「台湾の故宮博物院に行ってみたい」と希望し、在宅医が「知り合いが台湾にいるから連絡しておきますよ」と言ってくださり、娘と3人で行くことができました。最高の2つの思い出ができました。

「病人」扱いせず、
普段どおりの生活を心がける

大阪府 60歳代／女性

　夫の訪問看護をお願いして2か月が経った頃、食事のことで言い争いになったことがありました。夫にすれば、食べたくないのに無理に食べさせようとする私に腹が立つ、私にすれば、なんとか食べてもらおうと一生懸命なのに、と互いにストレスが溜まってきていたのでしょう。

　冷静になると、当然私が悪いことに気づき「ごめんね」と謝ると、「こちらこそ」と夫が小さい声で答え、今まで言ったこともない言葉に思わず吹き出して2人で笑ってしまいました。

　夫を介護することに必死で、「病人」扱いされ焦りいら立つ夫のつらさを思うゆとりをなくしていたことに気づきました。病院なら「病人」ですが、家では今までどおり、一家の主としての日常生活をさせてあげるべきでした。

　それ以降は、過去のこと、将来のことなど2人でいろいろ話す時間が増えました。在宅のよさは、そのような話が率直にできる時間がたくさんあることではないかと思います。

3

在宅療養に関する、信頼できる情報源

在宅療養に関する情報を収集しましょう

　在宅療養を始めるにあたっては、患者さん本人やご家族の気持ち・希望に加え、具体的にどのように過ごしていくのかの見通しを立てたり、在宅医療や看護・介護サービスの手続きをしたりするための情報収集が欠かせません。また、在宅療養が始まってから、新たな疑問や心配ごと、誰かに相談したいことが出てくるかもしれません。

　在宅療養に関わる仕組みや利用できる制度は、都道府県や市区町村単位で異なることがあるため、本書の内容だけでは解決できないこともあるでしょう。そのようなときにも役立つ情報として、信頼できる代表的な相談先やウェブサイトを以下にまとめました。

担当医（主治医）・看護師などの医療者

　在宅療養が始まる前も、始まってからも、いつでも相談できるよう、不安なこと、困ったこと、悩んだこと、疑問に思ったことがあれば、まずはメモをしておいて、身近な担当医や看護師に話してみましょう。忙しそうで話しにくいと思われるかもしれませんが、心配なことを率直に話せる関係ができると、その後の療養においても心強い味方となります。治療の見通しや病状についてはもちろん、病気や治療に直接関係のないことも相談して構いません。心配ごとの内容に応じて、具体的な相談先などを紹介してくれます。

がん相談支援センター

　がん相談支援センターは、全国のがん診療連携拠点病院や、地域がん診療病院に必ず設置されている「がんに関する相談窓口」です。がんにまつわる悩みや不

安、療養生活全般、医療費などの心配や、治療後の社会復帰に関することなど、がんに関係することはなんでも相談ができます。

　がん相談支援センターは、設置されている病院にかかっていなくても、誰でも（患者さんご本人やご家族はもちろん、友人や職場の方など、誰でも）無料で利用することができます。電話での相談も可能です。自宅から離れている病院で治療をしている場合は、自宅近くの病院のがん相談支援センターを利用するのもよいでしょう（P22、P212参照）。

※病院によっては「がん相談支援室」「患者支援センター」など名称が異なる場合がありますが、担っている機能は同じです。相談には予約が必要な場合があります。また、電話での相談には通話料が発生します。

病院の地域連携室／退院支援室

　病院に設置された地域連携室や退院支援室（病院によって名称が異なる場合があります）は、入院患者さんの退院後の療養について、必要に応じてお住まいの地域の医療機関などと連携をとり、切れ目のない医療やケアが提供されるよう調整を図ることを目的に設置されている部門です。看護師や医療ソーシャルワーカー（社会福祉の専門家）などが専任のスタッフとして常駐し、在宅療養を希望する人への情報提供や相談などを受け付けています。入院治療を受ける方は、こうした部門のサポートにより、入院前・入院中から退院後の生活を見据えて準備することができます。

お住まいの市区町村窓口／地域包括支援センター

　地域包括支援センターは、各自治体に設置された、高齢者とそのご家族、支援を行っている方の総合相談窓口です。在宅療養にあたり、介護保険を利用したい場合の相談や、日常生活上の困りごとを相談したりすることができます。お住まいに近い地域包括支援センターの場所は、インターネットで検索することもできますし、市区町村の窓口に尋ねても教えてもらえます。

各都道府県のウェブサイトやがんの療養ガイドブック

　がんの患者さんが増えている現在、国はがんになっても安心して暮らせる地域づくりを推進しており、それぞれの都道府県がさまざまな施策を展開しています。その一環として、各都道府県の事情を加味して、それぞれが独自の「がんの療養ガイドブック」を作成しています（ガイドブックの名称は「サポートハンドブック」「地域のがん情報」など、都道府県によってさまざまです）。自治体の窓口やがん診療連携拠点病院などでは、これらの冊子版を配布したり見本を掲示しているほか、各都道府県や市区町村のウェブサイトでは、ガイドブックのPDF版や、がんに関連するさまざまな地域の情報を掲載しています。

がん情報サービス（ウェブサイト）

　がん情報サービスは、国立がん研究センターが運営するウェブサイトです。がんの種類ごとの詳しい情報や療養上のアドバイスなどが、専門家のチェックを経て掲載されています。また、全国の「がん相談支援センター」（前述）の所在地検索や、各都道府県が作成しているがんの療養ガイドブックのPDF版などを紹介しているページもあります。がんの総合情報サイトとして、大いに活用したいウェブサイトです。

がん情報サービス

病院や患者会・患者団体、自治体などが主催する公開講座やウェブサイト

　がん治療を行っている病院や、患者会・患者支援団体、自治体などでは、がんの療養に関するさまざまな情報をウェブサイトで公開していたり、公開講座を各地で開催したりしています（近年ではオンラインでの開催も増えています）。在宅療養に関する情報ばかりとは限りませんが、医療費の助成制度や、栄養の話題、がん経験者の実体験などを交えたお話など、療養を続けるうえで力となる情報収集の場として活用することができます。公開講座などの開催情報は、病院内の掲示板や、各団体・自治体のウェブサイトなどで見つけることができます。

＊＊＊

　あなたの在宅療養の輪郭が見えてきたでしょうか？　信頼できる確かな情報源から上手に情報を収集し、少しずつでも不安や心配ごとを減らしながら在宅療養をスタートさせましょう。

ご家族の体験談

頼れる「ケアマネさん」

女性

　だんだん母親の状態がよくないと感じられるようになりました。最初のケアマネジャーさんから、事情があって同じセンターに所属している別の方に代わりました。地域の医療や介護について多くの知識をもっている、現場経験が多い、人脈がすごい、そんな「ケアマネさん」でした。母に寄り添い、私の心に寄り添ってくれました。

　在宅で床ずれがひどくなったとき医療機関につないでくれたこと、入院している病院を出たらどんな選択肢があるかを提案してくれたこと、日中の心配ごとの解消も兼ねて在宅リハビリテーションを提案して機関につないでくれたこと、介護ベッドの必要性から介護用品の会社につないでくれたこと、訪問看護の看護師さんとしっかり情報の共有をしていたことなど、あのケアマネさんがいたからこそ家族はふんばることができました。

「あの人なら知っている」「あの人ならつないでくれる」「なんとかなる」と思わせてくれるケアマネさんでした。

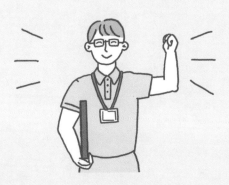

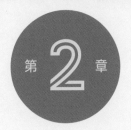

第2章 通院で治療を始める・続ける

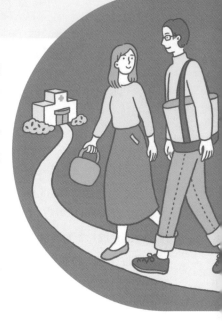

　この章では、通院でがんの治療を始める方・続けていく方に、在宅で療養しているときに役立つ情報をまとめています。

　医療者がいつも身近にいる入院とは異なり、ご本人やご家族などによる自己管理がいっそう重要となる通院治療において、心配ごとや疑問点などを解消できるよう、治療が始まる前にしておきたい生活上の準備や心構え、医療者やご家族とのコミュニケーションのほか、実際に治療（薬物療法・放射線療法・手術療法）を受ける際の留意点、副作用や後遺症への対応なども併せて紹介しています。

この章のまとめ

✔ がんの治療を通院で続けることが多くなってきています。

✔ がんの治療や通院は、多くの場合、長く続きます。治療の目的や、起こりうる副作用・後遺症、治療後の通院の必要性などについて理解し、納得したうえで治療を受けていくことがとても大切です。

✔ 一人で抱え込まず、医療者やご家族、信頼できる人に相談したり、利用できる公的・民間の資源を活用して、治療中の生活を整えていきましょう。

✔ 治療の副作用や後遺症について、心配な点や疑問があれば、担当医や看護師、薬剤師などに遠慮なく尋ねるようにしましょう。また、緊急時の連絡先についても確認しておきましょう。

治療を続けながら
家で過ごす人が増えています

変わりゆく「がん治療」と「療養の場」

　第1章（P1）でもお伝えしたように、がん治療は今、飛躍的に進歩してきています。

　たとえば、かつては一般的に行われていた、お腹や胸を大きく開いて行う手術は、多くの場合、体にいくつかの小さな孔をあけて行う「鏡視下手術」で行えるようになったり、がんの性質に応じて分子レベルで効果を発揮するがん治療薬が次々に登場したり、よりピンポイントでがんを狙い撃ちできる放射線療法の開発が進むなど、わずか10年前と今とを比べるだけでも、がん治療は大きな進歩を遂げています。また、がんに伴う痛みやつらさ、治療の副作用や後遺症を最小限に抑える医療（緩和ケアや支持医療）も、心身に負担の少ないがん治療や療養を下支えする重要な方法として確立されてきました。

　こうしたことを背景に、多くのがんは「長く入院して治療するもの」から「できるだけ普段に近い生活のなかで治療や療養を続けていくもの」になり、おもな療養の場が、病院から在宅へと変わってきました。

　次に紹介する「Tさん」も、おもに通院でがん治療を受けていくことになった一人です。通院治療に向けた準備について、相談員の「Nさん」とのやりとりをみながら、通院治療や生活上の心配ごとなどについて、一緒に考えてみましょう。

通院でがん治療を受けることになったTさん

Tさん（42歳、女性）は、夫と2人の子どもをもつ会社員です。検診で行ったマンモグラフィ検査をきっかけに左胸に乳がんが見つかり、自宅から比較的近い病院（がん診療連携拠点病院）で治療を受けることになりました。最初、がんと診断されたことに大きなショックを受けましたが、夫や担当医とよく話し合い、「根治の可能性が最も高い治療を受けたい」「仕事を辞めたくない」と希望し、まずは通院で薬物療法を開始し、その後、入院して手術を受け、さらにその後に放射線療法などの治療を受ける予定になりました。

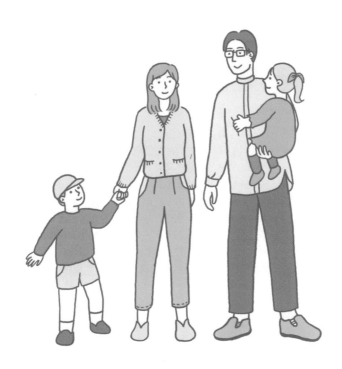

告知からの心の変化　そして検査と治療へ（1）

山口県 60歳代／男性

　私は数年前に前立腺がんの告知を受けました。告知を受けるまでの私はがんになったら仕事からも社会生活からも遮断され、余命のない患者は緩和ケア病棟へ行き終末を迎える、との認識をもっていました。

　医師から「前立腺がんの疑いが濃厚で、すぐに治療に入るべきです」といきなりのがん告知を受けました。突然の告知に私は大変なショックを受けました。「自分はがんにはかからないと思っていた。何かの間違いじゃないの？」と。

　「すぐ治療に入りましょう」との言葉で少し冷静になりましたが、それでも涙は止まらず嗚咽。涙を拭いながら妻に車いすを押され病室に入りました。そこには、にこやかな新人看護スタッフがいて「大丈夫ですか？ 患者さんががんばる気持ちになってもらえないと私たちもがんばれないですよ！ 一緒にがんばりましょう、何でも言ってくださいネ」と明るい声で言われ、やっと我に返りました。（P37（2）へ続く）

自宅と緩和ケア病棟が私の「居場所」

愛知県 40歳代／女性

　私は、AYA世代＊でがんになり、その後進行がんの患者となりました。進行がんの患者になる前から緩和医療科や精神腫瘍科にも通院しており、主治医の先生だけでなく、体の痛みやつらさ、心のつらさを診てくださる先生方やその他多くの医療者の方に支えていただきながら治療を続けています。

　がんそのものの治療は主治医の先生に診ていただいていますが、治療の副作用で倦怠感が強く出たり、食事が摂れなくなったりしたとき、心がしんどくなってしまったとき、心身ともに疲れてしまったときなどは、一時的に緩和ケア病棟に入院させていただくことができ、心と体がまた元気を取り戻したら自宅に退院し日常に戻っていくということを繰り返しながら暮らしており、自宅と緩和ケア病棟が私の今の「居場所」になっています。

　緩和ケア病棟に入るのは最期のときだけではないし、自宅に退院してしまったらもう入院できないわけではなく、病院と在宅を行き来しながら治療を続けることができます。

＊ AYA世代：特にがん医療において用いられる語で、思春期・若年成人（おおむね15歳～30歳代）の世代を指す。AYAは adolescent and young adult の略。

2

通院治療に向けた準備と実際

治療が始まる前に ～医療者とのコミュニケーション～

患者Tさん

がんと診断されてから、すごく目まぐるしく毎日が過ぎていきましたが、「がん情報サービス」（P22 参照）などの信頼できるウェブサイトの情報をじっくり読んで病気のことを学び、夫や担当医、医療スタッフの方たちとよく話して治療方針が決まったら、少し気持ちが落ち着いてきました。

相談員Nさん

不安な気持ちはあっても、納得して治療方針を決められたのですね。

Tさん

はい、ただ、この先実際に治療が始まったら、自分の体や、毎日の生活がどんなふうになっていくのか、想像ができなくて……。診察のときには「ほかにお聞きになりたいことはありますか」と声をかけられるのですが、担当医の先生もお忙しそうで、あれこれ聞きすぎるのもよくないかなぁと。

Nさん

まだ担当医ともやりとりが始まったばかりなので、「聞きにくいな」「こんなこと聞いてもいいのかな」と思うことがあるかもしれませんね。けれど、Tさんの病状や治療内容について最もよく知っているのは担当医です。聞きたいことや心配なことなどは、率直に伝えていくことで、徐々に信頼関係を築いて、やがてなんでも相談できる間柄になっていけると思いますよ。

Tさん

聞こう聞こうと思っていても、いざ診察室に入ると、頭から抜けてしまうこともあって……。

Nさん

日頃から、不安なことや聞きたいこと、気になっていることをメモしておくと、聞き忘れを減らしたり、限られた診察時間のなかでも要領よく質問できるのでお勧めです。けれど、日頃書き溜めた疑問を1回の診察の間に全部尋ねるというのはやはり難しいので、なかでも絶対にこれは聞いておきたい、と思うものを2つ3つほど、診察前に絞っておくと、無理なく聞けると思います。

Tさん

なるほど、そうですね。優先順位をつければ自分のなかでも何が一番気になっているかの整理ができそうです。

Nさん

特に通院での治療となると、入院と違っていつでも周囲に医療者がいるわけではないので、機会を逃さずに不安や疑問を解消したいですよね。診察には、ご主人や信頼できる人に付き添ってもらい、一緒に話を聞いてもらうと、聞き漏らしを減らしたり、医師の説明をあとで再確認したりするのにも役立ちます。信頼する人がそばにいてくれることで、精神的にも安心して、落ち着いて対話ができると思いますよ。また最近は、治療の方針や入院前の説明など、重要事項の説明や面談には、担当医に加えて看護師が同席できるようになっています。診察のあとに、看護師と、わからないことがないかとか、不安やつらさがないかなどのやりとりができることがあります。

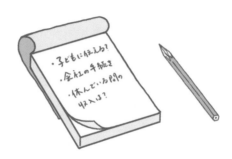

医療者との上手なコミュニケーションのコツ

● 心配ごとや、確認しておきたいことは、遠慮せずに率直に伝えましょう。

● 普通の人間関係と同じで、医療者とも一朝一夕に信頼関係を築くのは難しいものです。今後の療養のなかで、少しずつ良好な関係づくりをしていくつもりで、その日の体調や自分の希望、不安に思っていることなどを都度伝えていきましょう。

● 診察の際には、できるだけ家族や信頼できる人に付き添ってもらいましょう。聞きたいことをあらかじめメモして持っていくと、聞き漏らしを防ぐことができます。

● 医師に聞きにくいと思うことは、看護師に相談したり、「がん相談支援センター」などの相談窓口（P20 参照）を活用することもできます。

治療が始まる前に ～家族とのコミュニケーション～

Tさん

そうですね……。ですが、病気がわかったときから、夫には何かと仕事を休んでサポートしてもらったりなど、これ以上迷惑はかけられないと思い、お願いするのをためらってしまって。子どもたちの世話も、これまでより夫に負担がかかっているので、できることは自分でなんとかしなくてはと……。

Nさん

お気持ちはとてもよくわかります。でも、もしTさんが反対の立場だったら、「なんでも話してほしい」「こんなときこそ力になりたい」と思うのではないでしょうか。

Tさん

確かにそうです。

Nさん

これから治療が始まるにあたって、Tさんはもちろんご家族も、一時的とはいえ、これまでどおりのリズムやペースで生活することが難しくなる場面が出てくるはずです。こうしたとき、身近なご家族と情報

を共有し、状況に合わせて臨機応変に対応していくためにも、家族や身近な人に頼ることを遠慮せずに、現在の状況や今後の見通し、自分の希望などを、少しずつでも伝え、話し合っていくことがとても大切になります。「迷惑をかけたくないから」「どうせ言っても変わらないから」などと思わずに、その時々で率直な気持ちや身体の状況、希望を伝えてみましょう。「言葉にすることで整理できることがある」「口に出すことで相手に伝わる」ということを、ぜひ心に留めておいてください。

子どもや離れて暮らす家族にどう伝えるか

わかりました。実は、病気のことを、子どもたちや離れて暮らす両親には、まだ伝えていないのです。伝えるタイミングや、どのように伝えたらよいのかがわからなくて。

Tさん

ご家族間の関係性は、ご家庭により本当にさまざまなので、絶対にこうすべき、とは言えないのですが、基本的には時機をみて、なんらかのかたちで伝えるほうがよいと思います。

Nさん

やはり、そうですよね。

Tさん

隠しておくことで、今後、さまざまな場面で取り繕ったり、嘘をついたりしなくてはならなくなると、何よりTさんご自身の負担になり、そのことで疲弊してしまうこともあります。本音を話せず、後ろめたい気持ちをもったままでいるのは重荷ですよね。それに、相手がTさんの言動を不審に思ったり、別の人から真実が伝わってしまったりすると「どうしてもっと早く話してくれなかったの」「なぜ直接言ってくれなかったの」と責められたり、これまでの関係性に亀裂が生じてしまうこともあります。

Nさん

先ほどの話と同じですね。もし自分が反対の立場で、知らされなかったらどう思うか……。

Tさん

Nさん

そうですね。ですから、「伝えるか・伝えないか」ではなく、「どのように伝えるか」ということを考えたほうがよいかもしれません。「これからどう関わっていきたいか」ということでもよいですね。医学的な診断名や病状、治療の内容などを詳しく説明するというよりは、病気や治療に伴って生じる生活への影響や、その後の見通しなどを伝えるほうが、理解やサポートを得やすく、今後の生活に対する共通のイメージをもちやすくなるでしょう。

Tさん

自分が大切に思う人ほど、隠さずに伝えておいたほうがよいのかもしれないですね。

Nさん

そうですね。反対に、普段から付き合いの少ない親戚や知人などに療養のことを伝えると、時に病気のことを根掘り葉掘り聞かれたり、療養に対する無理解な言葉を投げかけられることもあるかもしれません。理解してほしいと思う人には必要なことを丁寧に少しずつでも説明していくことが大切ですが、そうでない場合には、あえて伝えないということも、ご自分が疲弊しないためには大切かもしれません。

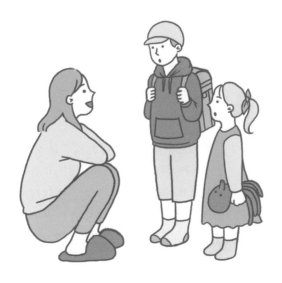

わかりました。子どもにはどのように伝えたらよいのでしょうか。2人ともまだ幼く、病気のことをわかるとは思えません。

Tさん

お子さんに伝えるときも、病気自体のことを詳しく伝えるというよりも、お子さんの日々の生活にどのような変化が起こるか、についてだけでも伝えておくと、お子さんの年齢なりの理解で、その後に起こることへの心の備えができます。話すのがつらかったり、難しく感じるときには、あらかじめ手紙にまとめてみたり、普段からお子さんとのコミュニケーションツールとして使用している手段――たとえば、親子交換日記や、年齢が少し大きければSNS（ソーシャル・ネットワーキング・サービス）などでしょうか――があれば、そういったツールを使って伝えてもよいと思いますよ。

Nさん

治療開始前に確認しておきたいこと

いよいよ来週から治療が始まると思うと緊張します。治療が始まるまでにやっておくべきことで忘れていることがないか心配です。

Tさん

治療に直接関連したことでは、事前に担当医をはじめ医療者から説明のあった内容をもう一度よく確認し、準備しておくように言われたことを見直しておきましょう。それ以外には、特別に何かをしておかねばならない、してはいけない、といったことはありませんから、体調を整えて日々を過ごしましょう。

Nさん

医師には、はじめの診察のときに「たばこはやめておこうね」と言われました。子どもを授かってからはずっとやめていたのですが、1年くらい前から、仕事が忙しいときなどに1日数本だけ吸ってしまうことがあって……。今は完全にやめています。

Tさん

そうですね。喫煙習慣があると、術後肺炎などの合併症が起こりやすくなったり、薬物療法や放射線療法の効果が弱まってしまうことが知られていますので、禁煙を心がけるのはよい準備だと思います。ほか

Nさん

に心配なことはありますか？

Tさん

そうですね、やはり通院で治療を受けるので、家にいるときに副作用が強く出たらどうしようとか、体調が悪くなったときはすぐに病院に連絡してもよいのか、それから、ひとまず職場には、様子をみながら働き続けたいと伝えていますが、仕事に穴を開けないか、夫や子どもたちに迷惑をかけないか……など、考えると心配なことはいろいろあります。

Nさん

今心配なことを書き出してみて、それに対してどんな備えができるか、どんな対応が必要か、という視点で確認してみると、漠然とした不安を軽減できる場合があります。また、今は心配でも、治療が進んでいく間に、大した問題ではなかったと思えることもありますから、今できることをできる範囲で備えておく、ということでよいと思います。

Tさん

わかりました。治療が始まる前に、担当医から説明してもらった治療内容やその後の見通しを思い出しながら、もう一度家族でよく確認し合っておこうと思います。

Nさん

一人で抱え込まず、周りに頼りながら進めていくので大丈夫ですよ。それから、通院治療に向けた心配ごととその対応策としては、次のようなことが参考になるかもしれません（次ページ参照）。

通院治療に向けた準備と対策

1 医療費や生活費についての心配がある

院内に常駐する医療ソーシャルワーカー（社会福祉の専門家）に相談ができます。また、自身で加入している民間のがん保険などがあれば、給付対象や必要な手続きについて忘れずに確認してみましょう。

P91参照

2 家族内での役割を担えなくなる心配がある

通院治療であっても、体調が優れない日などには、今まで担っていた家事や役割が行えないこともあります。実際に治療が始まってみないとわからない部分もありますが、事前に想定できる範囲で、家族で分担するのか、親やきょうだいなどにサポートを頼むのか、外部のサービスなどを利用するのか、など家族や親しい人の間で相談しておくとよいでしょう。

P88参照

3 職場での役割を担えなくなる心配がある

治療を受けながら仕事を続けている方が増えています。しかし、職場に伝えずに治療を開始してしまうと、後々のトラブルや予定外の状況が生じた際に対応が難しくなります。職場のしかるべき立場の人に病状や今後の見通しを伝え、理解と協力を得ておくことが大切です。

P75参照

4 自宅での生活に手助け（介護）が必要になる可能性がある

65歳以上の人、または40〜64歳で医師ががんと診断し病状の基準を満たした人では、介護保険制度による訪問介護などを利用することができます。利用にはお住まいの市区町村への申請と審査・認定が必要になるため、早めに情報収集や手続きを開始しておきましょう。

P112参照

5 治療や副作用・後遺症についての心配がある

受ける治療の内容や目的、起こる可能性のある副作用や後遺症について、担当医や看護師、薬剤師などに十分確認し、納得して治療に臨むことが大切です。また、「がん情報サービス」などのウェブサイトで情報を集めたり、患者会・患者支援団体、ピアサポートなど、がんの経験者のアドバイスが参考になることもあります。

P38、P212参照

告知からの心の変化　そして検査と治療へ（2）

山口県 60歳代／男性

　前立腺がんと診断されて検査から治療へ。点滴や尿道への管（これがまたまた痛い！！）、オムツ、転倒落下センサー、食事はお粥、ベッドサイドには簡易トイレ。起きることさえ無理な状態になっていました。

　初めての入院。一人になるとさまざまなことが頭を巡り、死への不安と恐怖、転移による骨折で痛くて起き上がることもできず、手足も自由に動かず、情けなくて涙は止まりませんでした。

　明け方になり、空が白んで明るくなった病棟の窓から、うっすらと見え出した右田ケ岳を眺めながら、なぜか心のなかでは力が湧いてきて、「こんなことで、がんなんかでこのまま泣きながら死ねない」と思いだしました。リングに向かう老いたボクサーのような気持ちが沸々と湧いてきました。

　それからは、まるでサーキットトレーニングのように多くの検査を受け、なかでも骨髄採取や前立腺生検は痛く、歯を喰いしばり耐えました。数々の検査を経て、冷静で穏やかな笑顔の医師から「前立腺がんでステージは4です。直ちに薬物療法（ホルモン療法）に入りましょう」との提案でした。入院は2週間、職場復帰し通院という長い戦いの始まり。私は負けません。「BEAT CANCER（がんを克服するぞ）！」

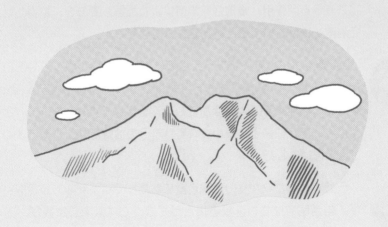

通院での治療と副作用・後遺症への対応

治療を主体的に受けるための備え

Tさん

治療方針を決めるとき、もっと担当医の先生が主導で治療法を決めてくれるものだと思っていたのですが、何度も私の意向を尋ねられて、最後は自分で決断する必要があると言われました。

Nさん

がんの治療は、いずれも最大限の効果を期待して行うものですが、一方で、治療を受けることで、これまで特につらい症状のなかった体に副作用が起こったり、一時的に体調が悪化したり、思うように体を動かせなくなるなど、なんらかの症状が現れ、生活が制限されることがあります。だからこそ、治療を開始するにあたっては、治療の目的や、起こりうる副作用・後遺症を事前によく理解しておき、納得したうえで治療を受けていくことがとても大切なのです。

Tさん

「全部先生が決めてくれたら楽なのに！」と何度も思ってしまいましたが、治療の効果（メリット）だけでなく、副作用（デメリット）を同時に経験するのは、ほかでもなく私自身ですもんね……。よく考えたら、誰かに勝手に決められてしまうのは嫌だな、自分で決めなくてはと思いました。

Nさん

そうですね。これからの通院治療にあたってご不安もあると思いますが、担当医をはじめ医療者にとっては、ご本人やご家族が、治療やそれに伴って起こる変化を正しく理解し、最善と考えられる治療を選択できるよう助けたり、そのための十分な説明をすることも、大切なはたらきかけの一つです。治療方針を決めたあとでも、考えが揺らいだり、不安や心配なことがあったりすれば、遠慮せずに担当医や看護

師をはじめとする医療者、がん相談支援センター（P20 参照）など
に相談してくださいね。

Tさん

わかりました。まだ不安や心配はありますが、いつでも相談してよい
と思うと、少し気が楽です。

Nさん

がんの治療は、時に数年がかりになることも少なくありません。納得
して主体的に治療を受けていくために、次のようなことを改めて確認
しておくとよいかもしれませんね。

納得して治療を開始・継続するために

❶ 治療の目的を理解する
根治を目指した治療か、症状の緩和が目的か、など、受ける治療の目的を明確
にしておきましょう。

❷ 治療を受けた場合の利益（メリット）と弊害（デメリット）のバランス
期待される効果と起こりうる副作用や後遺症について、よく聞いておきましょ
う。納得してその治療を受け、続けていくために大切なことです。

❸ 治療によって生じる可能性のある副作用・後遺症を知っておく
副作用や後遺症が、いつ、どのように現れてくる可能性があるか、起こったと
きの対処法を確認しておきましょう。

❹ 治療のおおまかなスケジュールを把握する
治療および治療後の見通しがわかっていると、生活上も予定を立てやすくなり
ます。

❺ 治療の効果や副作用を都度、医療者と確認していく
受けた治療が効果的であったか、副作用とのバランスはどうか、など、先の治
療の参考になる情報を医療者と共有し、よりよい療養につなげていきましょう。

緊急時の連絡先を確認しておきましょう

　がんそのものの症状や、治療に伴う副作用や後遺症は、人それぞれです。がんの種類や進行度（病期、ステージ）、治療法や使用する薬剤の種類・量、また治療を受ける人の個人差によって、現れ方や強さが異なります。また、自宅で様子をみることができる緊急性の低い症状もあれば、自宅では対処が困難で、緊急を要し、場合により入院が必要になる症状もあるなど、さまざまです。

　在宅療養中、どのような症状が現れたら病院に連絡する必要があるかについて、あらかじめ医療者から説明を受け、また、実際に連絡する際の手段（電話であればその番号）についても、必ず確認しておきましょう。

　自宅で過ごしていると、「このくらい大丈夫だろう」「少しつらくても仕事を休めないし」などとがんばってしまいがちです。治療に伴う副作用は、様子をみていることで改善すればよいのですが、場合によってはより重症化してしまうことがあります。こうなると、治療の効果（メリット）よりも弊害（デメリット）が上回ることになり、その後に予定していた治療が受けられなくなるなど、治療全体のスケジュールに影響が及ぶこともあります。日々の体調の変化を確認し、症状や副作用の様子をご自身やご家族がしっかり把握しておくことは、通院治療を安全に、効果的に継続していくうえでとても大切なことです。

　在宅で気になる症状が出現し、判断に迷ったときには、軽視したり躊躇したりせずに、早めに医療機関に相談・対処することを心がけましょう。

必ず確認しておきましょう（緊急時の連絡先）

通院治療中に気になる症状が起こったときの連絡先を控えておき、患者さん本人・ご家族がいつでも確認できる場所に貼る、外出中に状態が悪くなったときのために、カードを作って健康保険証や診察カードと一緒に持ち歩くなど、準備しておくと安心です。

例

　　　　○×病院 外来化学療法室

電話：0×–××△△–×△××（8時〜17時）
（夜間・休日の連絡先は0×–××△△–×△○○）

診察券番号：××××　　担当医：○○先生

4

薬物療法（抗がん剤治療）を
通院で受ける

薬物療法は、がんの三大治療のひとつで、抗がん剤を中心とするがん治療薬を用いて、がんを治したり、進行を抑えたり、がんに伴う症状を緩和するなどの目的で行われます。

通院による抗がん剤治療は、おもに注射や点滴、または内服で行われます。治療の期間はがんの種類や病状によってさまざまですが、近年は、薬物療法とほかの治療法（手術療法、放射線療法）を組み合わせて行う「集学的治療」が多く行われています。

治療の方法と、大切な副作用のコントロール

Nさん

Tさんは、まずは通院で点滴による抗がん剤治療を受けるのでしたね。

Tさん

はい。はじめは3週間に1回、病院の「外来化学療法室」という、通院で行う抗がん剤治療専用の部屋で点滴による治療を受けることになっています。初回の投与は入院して行う病院もあるそうですが、私が通っている病院では、初回から通院で行うそうです。

Nさん

かつては初回だけでなく、長く入院して抗がん剤治療が行われていましたが、がん治療そのものの進歩に加えて、「支持医療（サポーティブケア）」が大きく進歩したことで、短期間の入院＋通院、あるいは通院のみで抗がん剤治療を行うことができるようになってきました。

支持医療って何ですか？

支持医療（サポーティブケア）とは、がんの治療によって起こる副作用を予防したり、副作用を早期に発見してしっかり抑える治療のことです。支持医療によってつらい症状をしっかり抑え、その結果、治療中も普段どおりに生活を送れたり、効果が期待できる十分な強度のがん治療を継続することができるようになってきたのですよ。

そういえば、担当医の先生も、抗がん剤による吐き気には、今はよいお薬がたくさんあるので、あまり心配しすぎなくて大丈夫ですよ、とお話しされていました。

そうですね、吐き気が起こりやすいとわかっている抗がん剤を使う場合には、点滴の順番を調整して、先に吐き気止めを投与して吐き気を予防するなど、お薬の使い方もさまざまに工夫されてきています。

「抗がん剤」＝吐き気や嘔吐のイメージがあったのですが、先生からそれを聞いて少しホッとして、安心して治療を受けようと思いました。

ご自宅での生活を普段に近いものにするためにも、がん自体の治療と併せて、治療に伴う副作用を取り除く支持医療もしっかり受けていく、ということをぜひ大切にしてくださいね。

副作用をひたすら我慢しなくてよいのだと思うと、少し安心します。

そうですね。治療によって起こりうる副作用のすべてをなくすことは、残念ながらまだできませんが、特に吐き気やだるさ、痛みなどは、検査などでわかる症状ではなく、治療を受けるご本人にしかわからないつらい症状ですから、軽いと思うものでも我慢せず、診察や治療の際に、担当医のほか、看護師や薬剤師などに遠慮なく伝えて、しっかりケアを受けながら、治療を継続していきましょう。

自分でわかる副作用と、自分ではわからない副作用

Nさん

ところで、抗がん剤治療の副作用には、自分でわかる副作用と、自分ではわからない副作用があるのをご存知ですか？

Tさん

自分でわかる副作用は、吐き気や体のだるさ……などですよね。でも、自分ではわからない副作用とは……？

Nさん

血液検査などの数値で変化が現れるものです。白血球や赤血球、血小板の数値や、肝機能、腎機能の状態などは自分ではわからないので、外来通院の場合には、治療の前日や当日、治療前に血液検査などを行って、安全に治療が可能な状態かどうかなどを担当医が判断します。もちろん、医師が確認するとはいえ、ご自身でも毎回の検査結果を把握し、結果をもとに生活上で気をつけるべきことがないか、など、注意を払っていけるとよいですね。

Tさん

抗がん剤治療では、白血球数が減少する時期があると聞きました。白血球は免疫に関わる細胞なので、白血球が低下している間は、感染予防にいっそう注意が必要だと、確か看護師さんが言っていました。

Nさん

そうですね。近年では、がんの治療薬にもさまざまな種類があり、起こりうる副作用も、使用する薬剤や量によって異なります。ご自身に使用される薬剤とその副作用、またその対策について、担当医や看護師、薬剤師などから説明がありますから、よく確認するようにしましょう。また、心配な点や不安なことは、治療前だけでなく、治療中や治療後でも、いつでも尋ねていただいて構いません。

Tさん

……やっぱり、またちょっと不安になってきました。

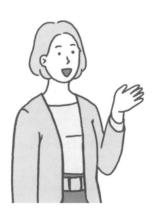

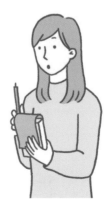

Nさん

急にいろいろお伝えしすぎてしまいましたね。でも、実際に治療が始まってみると、人によっては心配するほどの症状が現れなかったり、なかにはまったくケロッとしたりしている方もいます。その個人差は、実際に治療を開始してみないと、医療者にもわからないのです。伝えたいことや気になることを書き留めておいて、あとは治療中にその都度、担当医や看護師にこまめに心身の状況を伝えて対応していくことで大丈夫ですよ。

Tさん

考えすぎもよくないですね。

Nさん

参考までに、「細胞障害性抗がん剤」によって起こる副作用とその発現時期の目安を示しておきますね（右表）。もちろん、ここにあげた副作用のすべてが起こるわけではなく、また、近年多く使われるようになった「分子標的治療薬」や「免疫チェックポイント阻害薬」と呼ばれる新しいタイプのがん治療薬では、従来の抗がん剤とは異なる（この表に示されていない）副作用が現れることがあります。繰り返しになりますが、ご自身に使用される治療薬に応じて、担当医などとともに対処法を考えるようにしてくださいね。

抗がん剤（細胞障害性抗がん剤）副作用発現時期の目安

自分でわかる副作用

治療直後
急性の吐き気・嘔吐、アレルギー反応、血圧低下、不整脈、頻脈、呼吸困難 など

▼

〜1週間頃
遅延性の吐き気・嘔吐、食欲低下、全身倦怠感、便秘 など

▼

〜2週間頃
口内炎、下痢 など

▼

2週間〜
脱毛、神経毒性（指や足先のしびれ感、耳鳴り）など

自分ではわからない副作用
（検査で判明する副作用）

1週間〜3週間頃
肝・腎・心臓機能障害、骨髄抑制（白血球・好中球低下、血小板低下）など

2週間〜
骨髄抑制、貧血 など

※おおまかな目安であり、実際の発現時期や程度については個人差があります。　　（がん情報サービス「薬物療法」を参考に作成）

新しいがん治療薬

分子標的治療薬

　がん細胞がもつ特徴を分子レベルで捉え、その分子を標的としてがん細胞を攻撃する新しいタイプの治療薬です。従来の抗がん剤（細胞障害性抗がん剤）にみられる吐き気、白血球減少、脱毛などの副作用が少ない反面、特有の副作用があります。

おもな副作用：皮疹、アレルギー様症状、間質性肺炎 など

免疫チェックポイント阻害薬

　人体がもっている免疫の仕組みを利用してがんを治療する、新しいタイプの治療薬です。免疫を活性化させるため、正常な細胞もその影響を受けることがあり、免疫関連有害事象と呼ばれる特有の副作用が現れることがあります。

おもな副作用：下痢、肝機能障害、甲状腺機能障害、皮膚のかゆみ、間質性肺炎 など

緊急度の高い副作用

Nさん

これもまた、参考までにですが、抗がん剤治療において、一般的に緊急度の高い症状（副作用）についても、お伝えしておきます。以下のような症状がみられたら、躊躇せず、早めに病院に連絡を入れましょう。また、医師からあらかじめ対処法を指示されている場合には、その指示に沿って対応しましょう。もちろん、これ以外の症状でも、不安や気がかりな点があれば確認して構いませんし、通院の際にも遠慮なく尋ねてください。

- ✓ 普段に比べ体温が高くなった（38.5℃以上など）
- ✓ 吐き気や嘔吐、下痢などで水分が摂れない
- ✓ 食欲不振や口内炎などで食事が摂れない
- ✓ 痛みやしびれ、だるさ、皮膚症状などが強く、動けない、眠れない
- ✓ （点滴の場合）点滴後に針を刺した部分の痛みや赤み、腫れが出てきた
- ✓ 尿が出ない／極端に少ない
- ✓ 息切れや息苦しさが現れた
- ✓ そのほか、明らかにいつもと違う感じがする／おかしい

※薬剤の種類などによって注意すべき症状は異なります。これらは一般的な目安です。ご自身に使用される薬剤とその副作用、連絡すべきタイミングなどについて、担当医や看護師、薬剤師などに確認しておきましょう。

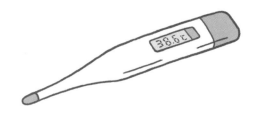

抗がん剤治療中の食事について

Tさん

抗がん剤治療を受けている間、生活上で気をつけなければならないことはあるでしょうか。たとえば、治療中に食べないほうがよいものがあるとか……。

Nさん

治療にあたって、もし守ってほしいことがあれば、必ず担当医や看護師、薬剤師などから説明がありますので、指示がないのであれば、元の生活から特段、何かを変えなければならないといったことはありません。

Tさん

担当医からは特に言われていないのですが、生ものや生野菜・果物などは避けたほうがよいと、インターネットのどこかのサイトに書いてありました。

Nさん

医師から「加熱したものを食べるように」などの説明がなければ、生ものも、生野菜・果物も、特段問題になりません。むしろ、治療をしっかり受けていくためには、食べられるものをおいしく食べて、体力を維持していくことのほうが大切です。

Tさん

そうなのですか。インターネットの情報を、すべて自分に当てはめて考えるのは危険ですね。気をつけないと……。

Nさん

とはいえ、今後治療の副作用で、食欲が低下したり、口内炎ができて食べにくかったりすることがあるかもしれません。こうしたとき、「食べなくては」と思うあまりに、食事がつらいものになってしまわないように……。症状のあるときは、無理のない範囲で、食べられるものを食べる、ということで大丈夫です。食事に関する心配ごとがあれば、通院先の管理栄養士から、食べやすい食事の摂り方などを教えてもらうこともできますよ。

Tさん

そうなのですね、わかりました。

自宅で行う内服薬の管理

T さん

薬物療法を受けるにあたって、ほかに気をつけておいたほうがよいことはあるでしょうか？

N さん

そうですね。T さんは点滴での抗がん剤治療となりますが、がんの薬物療法では、内服薬の抗がん剤が用いられる場合があるほか、吐き気止め（制吐薬）や鎮痛薬など、治療に伴う副作用を抑える薬が複数処方されます。もともと別の病気をもっている方であれば、服用すべき薬の種類や数はさらに多くなりますし、また、内服の抗がん剤のなかには、休薬期間が設けられている（飲む期間と飲まない期間がある）薬などもあります。そのため、在宅療養では、こうしたさまざまな種類の薬剤を適切に、患者さんご自身またはご家族でしっかり管理することが、とても重要です。

T さん

なるほど。医療者が常に身近にいて管理してくれる入院とは大きく違う点ですね。

N さん

そうなんです。がんの薬物療法では、副作用の予防や対策も含めて、一人ひとりの患者さんに最適と考えられる薬剤が組み合わされて処方されているので、うっかり飲み忘れたり、自己判断で飲んだり飲まなかったり……が続くと、想定した治療効果が十分に得られなかったり、思わぬ副作用に悩まされたりなど、治療自体が成立しなくなってしまうことがあります。

T さん

飲み忘れや飲み間違いを自分で防ぐ……簡単そうで、案外うっかりしてしまいそうな気がします。

N さん

そうですね。そこで、ご自宅でできる服薬管理のポイントとして、次のような工夫をしてみるとよいと思います。

自宅でできる服薬管理の工夫

❶ 服薬する薬の種類とタイミングの把握

まずは、処方された薬剤について、それぞれの1回量、服用のタイミング、服用にあたっての注意事項を、薬袋に書かれた内容や添付された説明書などで確認し、何をいつ飲まなければいけないか、全体のスケジュールを把握しましょう。

❷ 服薬予定表や服薬カレンダーの活用

病院や調剤薬局で、すべての薬剤の服薬予定を記した一覧表などを用意してくれる場合もあります。また、その日に飲む薬剤を1日ごとに分けて入れておける袋のついた、壁掛け型の「服薬カレンダー」や、1回に服用する薬剤を小分けに入れておける「ピルケース」なども市販されています。こうした服薬管理グッズを活用するのも、飲み間違いや飲み忘れを防ぐよい方法です。

❸ 服薬支援アプリや服薬手帳を活用する

スマートフォンを利用している方は、服用時間になるとアラートなどで知らせてくれる機能がついたアプリなどを使用するのもよい方法です。服薬時の体調や気になる症状などを記入できる機能がついたものもあります。もちろん、これらを「服薬手帳」のようなかたちで、手帳やノートに記録しておくのもよいでしょう。記録を残しておくと、通院時に医師や薬剤師に服薬状況や症状の有無などを伝えやすくなるというメリットもあります。また、製薬会社が、薬を使う方向けに作成しているパンフレットや手帳などを使うのもよいでしょう。

❹ 家族が共同で確認できるような工夫も

書き込みのできる大きめのカレンダーを用意して、目につきやすい壁などに貼り、朝・昼・晩と、飲んだら線を引くなどの工夫は、ご家族が協力して飲み忘れを防ぐのに役立ちます。「お薬飲んだ?」などの声かけも、ご本人の気づきや励みにつながります。

❺ 調剤薬局の「在宅訪問薬剤管理指導」を利用する

在宅療養で、通院が難しくなった場合などでは、処方医の指示に基づいて、調剤薬局の薬剤師が自宅を訪問して薬剤を届けてくれたり、服薬状況の確認、服用についてのアドバイスなどを受けられるサービスを利用することもできます。

❻ そのほか、わからないことは薬剤師に相談する

病院の薬剤師、調剤薬局の薬剤師は、薬の管理や使い方、副作用が起こったときの対応について相談にのってくれます。不安や心配ごと、疑問があれば遠慮なく尋ねてみましょう。

医療用麻薬の保管と管理

Nさん

それから、Tさんは今のところ使用する予定になっていませんが、がんそのものによって生じる痛みを抑える鎮痛薬として、「医療用麻薬」が用いられることがあります。

Tさん

麻薬……ですか？？

Nさん

名前を聞くと皆さん驚かれますが、さまざまな症状のなかでも、「痛み」は生活の質（QOL）に大きく影響を及ぼす症状なので、がんの進行度に関係なく、痛みの強さや程度に応じて、さまざまな鎮痛薬とともに、医療用麻薬も広く使われているんですよ（P152参照）。

Tさん

病院内だけでなく、在宅療養でも使われるのですか？

Nさん

はい、在宅療養の場でも、医師が必要と判断した場合には、適切な管理のもとに処方され、安全に使用されています。ですが、ほかの薬剤と異なり、「麻薬及び向精神薬取締法」に則った扱いが必要です。処方を受けた際には、特に次のことに注意して管理・保管するようにしてくださいね。

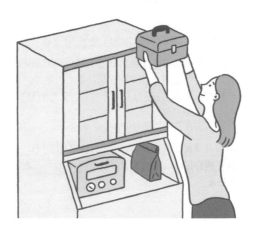

医療用麻薬の適切な管理方法

❶ 他人に転用したり、譲り渡したりしないでください。

❷ 人目につきにくく、子どもやペットなどの手の届かない場所、かつ、ほかのものと間違って使用しないよう、扉の閉まる棚などに、ほかのものと区別して保管しましょう。

❸ 製剤の安定性を考慮し、直射日光を避けて保管しましょう。

❹ 薬があまったり、不要になった場合には、交付を受けた病院または調剤薬局に返却しましょう。

Tさん

わかりました。家族にも伝えておこうと思います。

5

放射線療法を通院で受ける

　放射線療法は、X線やγ線、粒子線などの放射線を利用して、がん細胞の遺伝子を傷つけてがん細胞を死滅させる、がんの三大療法のひとつです。近年では、ほとんどの放射線治療を外来で行うことができるようになり、多くの患者さんが通院で治療を受けています（ただし、連日治療が続くなどで、自宅との往復が困難な場合などでは入院による治療も行われています）。

＊＊＊

Ｔさんは、手術後に放射線治療を受ける予定になっていましたね。

手術の際の検査結果を見て……ということになっていますが、今のところその予定です。まだ先なので、実感は湧きませんが、治療期間はどのくらいになるのでしょうか？

がんの種類や部位、広がり、放射線の照射方法（治療計画）などによるため一概には言えませんが、一般的には、1回（1日）だけの照射で終わる場合もあれば、数週間から1〜2か月にわたって行われる場合もあります。1回の照射にかかる時間は5〜10分程度ですが、正常な細胞にできるだけ放射線を当てないようにするために、治療用ベッドの上で、体の向きや位置の調整などが念入りに行われます。

以前、私の職場にも、放射線治療でがんの治療を受けた方がいましたが、その方は、治療のあるときは何日か連続で半休をとって午前中に治療を受け、午後は出社していつもどおりに働いていました。少しだ

るそうにしている日もありましたが、見た目には何も変わらないので、がんの治療中だなんて、信じられない気がしました。本人も「治療といっても、僕は横になってじっとしているだけ」「合間の休日は普通にゴルフしたりしてる」なんて言っていました。

Nさん

そうですね。手術と違って臓器を取り除くことがなく、また、がんのある部位をピンポイントで治療する方法のため、がん治療のなかでも、体への負担が小さい治療法とされています。ただ、Tさんの場合は、術後照射といって、手術と組み合わせての放射線治療が予定されているので、働き方なども含めて、担当医や放射線治療医とよく話し合ったうえで治療を受けられるとよいと思います。比較的負担の小さい治療法ではありますが、放射線療法でもやはりいくつかの副作用が起こることがあります。

放射線療法のおもな副作用

〈治療中〜治療後早期に現れる副作用〉
● 疲労感や倦怠感
● 照射部位の赤み、かゆみ、ヒリヒリ感
● （照射部位により）吐き気やむかつき、口内炎、のどの痛み、唾液の減少、下痢、脱毛など局所の症状　など

〈半年〜数年後に現れることのある副作用〉
● 照射部位の皮膚の乾燥・色素沈着
● 放射線肺臓炎（肺炎）
● （照射部位により）骨壊死、生殖機能への影響（不妊）　など

Tさん

治療を受けて時間が経ってから起こってくる症状もあるのですね。

Nさん

もちろん、これらすべての症状が必ず起こるわけではありませんし、一般的に照射の範囲が狭いほど、影響を受ける範囲が小さくなります。放射線治療の現場では、治療技術の進歩とともに、これらの副

作用を回避したり軽減したりするためのさまざまな工夫もなされていますが、心配ごとや不安に思うことがあれば、担当医や放射線治療医、看護師などに遠慮なく尋ねてくださいね。

Tさん

わかりました。

Nさん

職場の方がおっしゃっていたように、放射線治療に関しても、体調に問題がなければ、普段どおりの生活——治療の合間に運動したり、食事についても、医師や看護師から特段の指示がなければ、食べやすいものを食べやすいように摂って構いません。ですが、放射線療法では、治療回数を重ねていくことで、徐々にだるさや疲労感が出てくることがあります。そうしたときにはやはり無理をせず、体を休めるようにしてください。

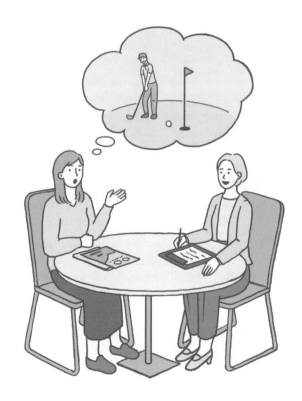

6

手術療法前後の在宅療養

　近年、がんの手術療法も大きく進歩しています。以前であれば手術が難しかったがんも、薬物療法や放射線療法と組み合わせることで手術できるようになったり、小さな術創で済む「鏡視下手術」や、人の手で処置を施すことが難しかった部位にもアプローチできる「ロボット支援下手術」も積極的に行われるようになり、より体に負担の少ない、術後の生活の質（QOL）を重視した治療が行われるようになりました。こうした進歩を背景に、手術療法においても数日〜10日程度と短い入院期間で治療を受け、術後の時間を自宅で療養される方が増えています。

＊＊＊

Tさん

　私の場合、薬物療法でがんを小さくしてから、手術でがんを取り除く……という治療の順番になっているのですが、これまでの人生で入院なんてしたことがないですし、それに、短期間とはいえ、入院中の仕事や子どものことも気がかりで……。手術が無事に終わったとして、自分の体がどんな状態になるのか、まだイメージもつきませんし……。考えると次々不安が出てきて、頭が混乱してしまいます。

Nさん

　お気持ちはとてもよくわかります。多くの患者さんやご家族が、そのようにおっしゃいます。がんの治療は長丁場です。あまり根詰めて考えすぎても息切れしてしまいますから、今思い浮かぶ心配ごとや不安から、少しずつ解消していけるように整理してみましょう。

Tさん

はい。一緒に考えてくださる方がいると心強いです。

Nさん

そうですね。ご家族や親しい人たちも、きっとあなたの力になりたいと思っているはずですから、治療に関わることでも生活に関わることでも、今ある不安や課題を共有して、みんなで乗り越えていけるとよいですね。

手術前の備え

Nさん

まず、手術のための入院についてですが、最近は、手術の詳しい説明は入院前に外来で行われることが多く、実際に入院するのは、手術日の前日〜数日前であることが多いようです。入院中の生活や、術前・術後の注意点については、担当医や担当看護師から必ず事前に説明がありますから、安心してください。指示のあったこと以外は、特別な用意は基本的に必要ありませんよ。

Tさん

とは言っても、手術に備えて何か事前に自分にできることはないのでしょうか。

Nさん

喫煙習慣があると、手術時に麻酔が効きにくかったり、術後に肺炎などの合併症を起こしやすくなるため禁煙していただきたいのですが、Tさんはもうたばこはやめていましたね。

Tさん

はい。今はもう吸っていません。

Nさん

それから、もし、血液を固まりにくくするお薬を服用しているなら、数日前から別の薬に切り替えたり、あらかじめ中断するように説明があることがあります。手術の際の出血の増加を防ぐためです。このほかにも、もし服用している薬やサプリメント、健康食品などがあれば、事前に担当医に伝えるようにしましょう。

Tさん

私は今は特にありません。

Nさん

そうであれば、あとは手術に備えて体力を落とさないように、軽い運動やバランスのよい食事、睡眠など、日常生活のなかで、できる範囲で体調を整えておくことで大丈夫です。

Tさん

それなら特別なことではないので、自分にもできそうです。

Nさん

それならよかったです。また、生活の備えとして、入院中や、退院後もしばらくの間は、手術前とまったく同じように動くのは難しい場合も多いので、家事やお子さんのお世話の分担などは、早めにご家族内で相談しておくとよいと思います。実家のご両親やきょうだい、頼れるご近所の方、ご友人など、信頼できる人の手を借りることもぜひ考えてください。

Tさん

夫は、自分ががんばると言ってくれましたが、隣の市に住んでいる妹や、仲良しのママ友にも、子どもの送り迎えなどのサポートをお願いできるか聞いてみたいと思います。

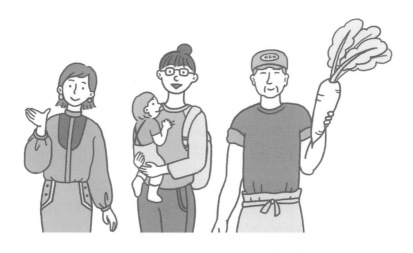

Nさん

そうですね。もし、ご家族や周囲の人では手が足りなそうであれば、廉価で子どもの送迎などを代行してくれる、自治体の子育て支援のサービスを検討してみるのも手です。お住まいの市区町村窓口に相談すると、ほかにも利用できるサービスを教えてくれると思います。家事代行や宅食、ベビーシッターなど、民間のサービスもありますから、いざというときには頼れるように、インターネットなどで調べておくとよいですね。

Tさん

いくつか手段を考えておくと、安心できそうです。

Nさん

それと、もし余裕があったらですが、入院時に持っていくと役立つグッズなどを、入院前説明のときなどに、看護師さんに聞いておくとよいかもしれません。入院中に必要になる物品のリストは、多くの病院で事前に渡してくれますが、Tさんと同じ部位の手術を受けた人が、あってよかったと思ったグッズなどは、担当の看護師さんがよく知っていたりします。また、同じ病気や治療を経験した人からのアドバイスも参考になることがあります。時間があれば、患者会・患者団体の集まりやピアサポート（同じ病気や立場を経験した人による支援）などに参加してみてもよいかもしれません。

退院後に向けた備え

Tさん

手術のあと、早く自宅に帰れるのはうれしいのですが、一方で、創口が開いちゃったらどうしようとか、強い痛みや熱が出たりしたときはどうしたらよいのか……など、入院していればすぐに担当医の先生や看護師さんに伝えられるようなことが、自宅では難しいので、その点も少し不安です。

Nさん

手術後の合併症などの心配が少なく、順調に回復していることが確認できてからの退院となります。退院後は外来で定期的な診察がありますが、気になる症状があったときに相談できる連絡先を、退院前に確

認しておくと安心ですね。

Tさん

手術後は、長く安静にしているのではなく、できるだけ早く体を動かし始めるのがよいと聞きました。

Nさん

そうですね。手術後は創の痛みやひきつれ感などがあり、体を動かしにくかったり、動かしたくない感じがしたりするかもしれませんが、安静にしすぎると、体の機能が弱ってしまい、回復に時間がかかり、合併症も生じやすくなることが知られています。動かしてよい時期や範囲などは、体の状態や手術の内容によっても異なるので、担当医や看護師からの説明をもとに積極的に動かすようにしてください。

Tさん

わかりました。

Nさん

入院中と違い、自宅に帰ると、溜まっている家事や仕事のこと、お子さんのお世話など、どうしても気になって、つい無理をしてしまいがちです。ですが、治療後間もない体は、思っている以上に大きなダメージを負っていると考えて、体調が優れないときには無理をしないこと、疲れたらすぐに横になれる環境をつくっておくなど、ぜひ「がんばりすぎない」ことを大切にしてくださいね。これは、手術に限らず、ほかの治療でも同じですよ。

Tさん

なんだか N さんには、私の行動を見透かされているみたいです……。がんばりすぎないよう、気をつけますね。

7 アピアランスケア（外見の変化に対するケア）

Tさん

手術後の変化について、片方の胸を失うこと自体は、実は、私自身はあまり気にしていないのですが、今まであったものがなくなることで、外見が大きく変わってしまうし、それに、体のバランスを取りにくくなったりすることもあると聞きました。子どもたちが見たら、驚いたり、怖がったりするのではないかも心配です。

Nさん

外見の変化ということでは、Tさんの場合、最初に抗がん剤治療を行うので、使用する薬剤によっては、脱毛や爪の変形などの副作用が生じることも考えられますね。

がん治療によって起こるおもな外見の変化

手術療法
- 手術による創あと
- 身体の一部の喪失
- むくみ

放射線療法
- 照射部分の脱毛
- 皮膚障害
  （皮膚の赤みなど）

薬物療法
- 脱毛（頭髪、眉毛、まつ毛）
- 皮膚障害
- 爪の変化（爪囲炎、変色、菲薄化）

Tさん

はい。担当の先生からは、私の治療に使うお薬では、「脱毛」はほぼ確実に起こると言われました。治療が終われば、また徐々に生えてくると聞いたのですが、治療中も仕事を続けていきたいので、外見が大きく変わって見える髪の毛については、なんとかならないかと……。

Nさん

治療のためとはいえ、身体の一部が失われたり、見た目が変わってしまうことで、自分らしさが失われたように感じたり、周囲の目が気になって外出が億劫になってしまった、という方は少なくありません。

Tさん

そうなんです！ このロングヘアこそ私のトレードマークで、大切に伸ばしてきた自慢の髪だったので……。

Nさん

そうだったのですね。外見の変化は、時に、患者さんにとって大きなストレスとなることから、医療の現場でも、外見のケア（アピアランスケア）は、治療と同様に大切に考えるべきケアという認識が広まっています。現在、ほとんどのがん診療連携拠点病院では、外見の変化についての相談を受け付ける体制が整えられているんですよ。

Tさん

そういえば、私がかかっている病院にも「アピアランスケアセンター」という看板があったのですが、外見の変化について相談できる部門のことだったのですね。

Nさん

はい。もちろん、相談したからといって、すべての外見の悩みが解決できるわけではありませんが、外見の変化に対するつらさを感じたときに、相談できる先があることを知っているだけでも、力になると思います。

Tさん

まだ治療が始まっていないうちから相談しても大丈夫ですか？

Nさん

もちろんです。Tさんの場合であれば、今後の脱毛への対策——医療用ウィッグなどの情報や、身体のバランスを補整するための下着に関する情報なども聞くことができると思います。ほかにも、失われた身体の一部を補完するための外科的な治療法や生活上の工夫、創あとを目立たなくするお化粧の方法など、悩みに応じたさまざまなアドバイスを受けることができます。また、自治体によっては、医療用ウィッグや装具の購入費用の一部が助成されるなどの支援制度を設けているところがあります。

Tさん

相談できることがわかってうれしいです。抗がん剤治療を受けると聞いてから、ずっと気になっていたので……。

8

がんのリハビリテーション

　がんの療養においては、さまざまな場面でリハビリテーション（リハビリ）も行われます。「がんのリハビリ」と聞いても、すぐにはピンとこないかもしれませんが、がん療養におけるリハビリは、がんと診断されたあとの早い時期、場合によっては治療が始まる前から行われます。

＊＊＊

Tさん

リハビリというと、脳卒中や事故などで体になんらかの障害を負った人が、リハビリ室などで専任のスタッフの方と一緒に行うようなイメージがあるのですが……。がんのリハビリとは、それらとは違うものなのですか？

Nさん

がんのリハビリは、がんそのものや、がん治療で生じる体への影響を最小限にして、治療後の回復をスムーズにしたり、残っている体の機能を維持・向上させたりするために行われるはたらきかけのことです。たとえばTさんが前に、「手術後はなるべく早く体を動かしたほうがよいのですよね？」とおっしゃっていましたね。これも、治療によって生じたダメージから早期に回復を図るために行われるもので、リハビリの一環です。

Tさん

では、手術の前に、体力を落とさないように軽い運動を……というのも、リハビリということですか？

Nさん

そうです。術後の合併症などを減らすために行われる「予防的リハビリテーション」に当たります。

Tさん

そうだったのですね。

Nさん

がんのリハビリは、下表のように、必要に応じてがんの治療開始前から始まり、治療中はもちろん、積極的な治療を終えたあとを含めて、あらゆる状況に応じて、治療や療養と並行して行われます。

がんのリハビリテーション 病期別の目的

病 期	リハビリテーションの分類	リハビリテーションの目的
がん発見〜	予防的リハビリテーション	身体機能の障害を予防する目的で、がんの診断後の早期（治療開始の前）から始めるリハビリテーション。
治療開始〜	回復的リハビリテーション	病気や治療によって生じた身体機能や日常生活に必要な動作の障害に対し、最大限の機能回復を図ることを目的に行われるリハビリテーション。
再発や転移の発見〜	維持的リハビリテーション	がんが増大し、機能障害が進行しつつある場合に、身体機能や日常生活に必要な動作の維持・改善を目的として行われるリハビリテーション。
積極的治療後〜	緩和的リハビリテーション	緩和ケアが主体となる時期に、ご本人の希望や要望を尊重しながら、身体的・精神的・社会的に質の高い生活が送れるようにすることを目的に行われるリハビリテーション。

Tさん

がんのリハビリは、基本的には自分一人で行うものなのですか？

Nさん

いいえ、そうとは限りません。ほかの領域のリハビリと同じように、リハビリ科医や専門のスタッフ（理学療法士、作業療法士、言語聴覚士など）、看護師などが関わって、その患者さんに必要なリハビリをともに検討し、計画を立てて機能の改善や回復の促進を図っていくこともあります。

Tさん

回復をさまざまなかたちでサポートしてくれる人がいるのは心強いですね。

Nさん

Tさんの場合は、乳がん術後に起こりやすい上腕の筋力低下や動かしにくさ、あるいはリンパ浮腫の予防を目的として、治療後のリハビリ（運動療法など）が計画されるかもしれません。具体的にどんなことをするかなど、気になる点があれば、担当医や看護師に尋ねてみましょう。そのほかにも、ご自宅で自分でできるリハビリはないか、などを確認してみるとよいかもしれませんね。

Tさん

なるほど、わかりました。

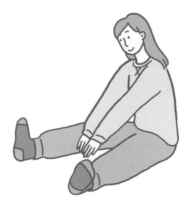

がんのリハビリテーション医療の対象となるおもな症状や障害

がんそのものによるもの

● 骨への転移による痛みや骨折
● がんが中枢神経を圧迫したりすることで現れる麻痺や言語障害、嚥下障害、排尿・排便機能の障害
● がんが末梢神経を巻き込んだりすることで現れるしびれや筋力の低下
● がんが体内の栄養を奪ってしまうことによる身体の衰弱（悪液質）

手術療法によるもの

● 胸やお腹のがん手術後に起こる肺炎
● 乳がんや子宮がん手術後のリンパ浮腫、関節機能の障害など
● 頭部や首周囲の手術による嚥下障害や発声障害
● 骨盤周囲のがん手術後の排尿・排便機能の障害
● 四肢（腕や脚）の手術によって生じる動作機能の障害

薬物療法や放射線療法によるもの

● だるさ・倦怠感
● しびれや筋力・体力の低下

（がん情報サービス「がんとリハビリテーション医療」をもとに作成）

＊＊＊

　通院で治療を始めるうえで、参考になる情報があったでしょうか？

　Tさんはその後、実家のご両親に病気のこと、これからの治療のこと、今後の予定などについて話し、協力を仰ぎました。抗がん剤治療が始まるタイミングで、Tさんのお母さんが家に来てくれることになり、家族の食事や家事全般、子どもの面倒をサポートしてくれることになりました。妹さんやママ友さんも、買い物や子どもの送迎などに協力してくれるそうです。Tさん自身は、早速ご主人にアピアランスケアセンターのことを話し、一緒に相談に出かけました。脱毛に備えてさまざまなアドバイスを受け、自分らしさを大切にしながら、治療に臨む準備が整いました。

コラム　感染症流行時の在宅療養で気をつけたいこと

　新型コロナウイルス感染症やインフルエンザなどの流行が長引いているときに通院や療養生活を継続することがあるかもしれません。在宅療養を続けていくにあたって、以下に留意点をまとめました。

感染対策について

　一般的な対策を守りましょう。マスクの着用、こまめな手洗いや手指消毒、3密（密集・密接・密閉）の回避、咳エチケットを守る、なるべく手を顔に触れないようにする、などです。患者さん本人だけでなく、ご家族や親しい周囲の人も十分な対策を心がけましょう。

発熱などの症状に備えて

　発熱や咳、呼吸が苦しいなど、新型コロナウイルス感染症やインフルエンザなどを疑う症状がみられたときの対応や連絡先について、あらかじめ医療機関に確認しておきましょう。家族や親しい人に体調不良がみられたときの対応についても併せて確認しておきましょう。

流行期の治療

　一般的には、流行の状況にかかわらず、必要性が高いと判断されるがん治療は予定どおりに行うことが勧められます。自己判断で受診を控えず、必要な治療を適切なタイミングで受けられるよう、担当医と医療機関と相談しましょう。

　受診日に発熱などの症状がある場合には、直接受診しないで、あらかじめ医療機関に連絡し、受診してよいかどうか、また受診方法などについて相談しましょう。

ワクチンの接種

　がん治療中や経過観察中の方も、感染症対策のためにワクチンを接種することには安全上の問題はなく、多くの場合特に問題なく接種が可能です。ただし、接種に伴う副反応が、がん治療のスケジュールなどに影響を及ぼすこともあるので、接種のタイミングについては担当医と相談するのがよいでしょう。

信頼できる情報源

感染症に関する情勢は日々変化しています。信頼できる情報源の情報を参照しましょう。

日本臨床腫瘍学会：
新型コロナウイルス感染症
関連情報（一般の方向け）

厚生労働省：新型コロナ
ウイルスに関するQ&A
（一般の方向け）

第3章 社会とのつながりを保つ

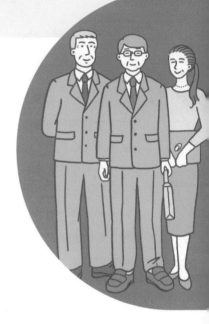

　この章では、治療と仕事の両立を考えるときに役立つ、さまざまな情報をまとめています。

　多くのがんが「長く付き合っていく病気」となっている現在、診断を受けても、約8割の人がなんらかのかたちで仕事を継続しています。

　職場への病気の伝え方やコミュニケーションのポイント、治療と仕事の両立に欠かせないご家族や周囲のサポート、活用できる制度や社会資源などについてみていきましょう。

この章のまとめ

- ✔ がんと診断されても、仕事を「辞める」という決断を急ぐ必要はありません。治療と仕事を両立されている方が増えてきています。

- ✔ 病気に関して、職場への伝え方に決まりはありませんが、病状や治療内容の詳細よりも、治療にかかる期間や復帰の可否・時期の見込み、復帰後必要になる職務上の配慮など、継続雇用のうえで企業側が必要な情報を伝え、仕事と治療をどのように両立させていくか、一緒に考えていけるとよいでしょう。

- ✔ 治療と仕事の両立に関することや、療養中の経済的な側面の心配ごとに対し、活用できる制度や相談窓口があります。ご家族も相談することができます。

1

療養しながらでも、仕事や社会生活を継続できます

診断を受けても約8割の人が仕事を継続しています

　日本では現在、年間に約100万人の人ががんと診断されていますが、そのうちおよそ３人に１人は、20歳代〜60歳代の「働く世代」です。病名を聞いて、患者さん本人もご家族も、あるいは周囲の人も、もしかしたら「もう働けないのでは」と思うかもしれません。しかし実は、がんと診断を受けて退職または廃業した就労者は約２割で、残りの８割の人は、診断を受けても仕事を辞めることなく継続しています（また、この割合は年々高くなっています）。

　この背景には、これまでお伝えしてきたとおり、がんの治療に加え、治療に伴う副作用を抑える医療（支持医療）が大きく進歩して、治療による体への負担が軽減されてきたことや、治療成績が向上し、多くのがんが「長く付き合っていく病気」になりつつあることがあげられます。また、国の政策（がん対策推進基本計画）においてもがん患者の就労支援が盛り込まれるなど、がんになってもこれまでに近いかたちで生活を続けることができる仕組みが整備されてきたことなどがあげられます。

　次に紹介する「Ｅさん」も、日々仕事に打ち込むなかで、がんと診断され、戸惑いながら療養生活を模索し始めた一人です。相談員「Ｎさん」とのやりとりをみながら、職場への病気の伝え方や、就労・生活上の心配ごとなどについて、一緒に考えてみましょう。

仕事をもちながらがんの診断を受けたEさん

　Eさん（55歳、男性）は、妻と高校3年生の子をも
つ会社員です。年1回の健康診断をきっかけに胃がん
の疑いがあることがわかり、精密検査を受けることに
なりました。長年、営業マンとして日々仕事に打ち込
んできたEさんは、医師からがんの疑いがあると聞いたとき、すぐさ
ま「退職」の2文字が頭をよぎりました。Eさんの勤め先は、社員15
名ほどの小規模の会社で、自分が長く職場を離れることになれば、会
社に迷惑がかかるだけだと思ったのです。一方で、大学受験を控えた
息子のことも頭をよぎり、病気そのものよりも、仕事をどうすればよ
いのかで、頭がいっぱいになりました。

　その後の検査の結果、がんであることがわかり、担当医からは手術
療法（胃切除＋リンパ節郭清）を勧められました。

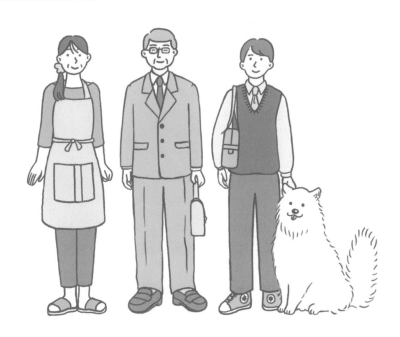

第3章　社会とのつながりを保つ

「辞める」という決断を急ぐ必要はありません

患者Eさん

実は、先ほど診断を聞いたばかりなんですが……。「疑いがある」と聞いたときから覚悟はしていたので、驚いたり、悲しいといった気持ちはないのですが、これで本当に仕事を辞めなければならないと思うと、どうしたらよいかわからず……。

相談員Nさん

それで相談室に立ち寄ってくださったのですね。よくお越しくださいましたね。

Eさん

担当医からは手術が必要だと聞きまして。そうなると、さすがに会社に隠し通すことはできないでしょうし、弱った体で職場に貢献できず、お荷物になるくらいなら、いっそ自分から潔く身を引くべきだと――。

Nさん

Eさん、ちょっと待ってくださいね。落ち着いて。担当医はなんと言っていましたか？ 仕事は辞めるべきだと？

Eさん

いいえ、担当医に仕事について何か言われたわけではないのです。……そういえば診察室を出るときに、同席してくれた看護師さんが「Eさん、早まってお仕事辞めないで大丈夫ですからね、ご家族や上司の方とよく話し合ってね」と声をかけてくれましたが、そうは言っても、病気が病気ですから……。

Nさん

Eさん、まずは深呼吸しましょうか。
一呼吸置いて、状況を整理しましょう。

Eさん

はい、すみません。
冷静なつもりでしたが、頭が混乱しています……。

Nさん

いいえ、大丈夫ですよ。大きな病気の診断を受けたのですから、頭のなかが真っ白になったり、不安で押しつぶされそうな気持ちになるのは誰も同じです。

Eさん

はい、ありがとうございます。

Nさん

看護師からお伝えしたように、「退職」は人生の重大な決断です。病気がわかったからといって、今すぐに焦って決める必要はありません。特に、診断から間もないときには、どんな方でも冷静な判断が難しくなるものです。考える時間はありますから、どうか大切なことほど即断即決はせずに、ご家族や職場の方とも話し合っていただきたいと思います。

Eさん

そう……ですよね。

Nさん

ですがEさんは、病名を聞いて「仕事など続けられるはずがない」と思ったのですね。

Eさん

そう、そうなんです。手術で悪いところを取ってもらったとしても、体力が落ちてとても仕事どころじゃあないだろうと……。私は営業マンで、外回りは体力勝負ですから。

Nさん

お気持ち、とてもよくわかります。長年お仕事に情熱を傾けてきたからこそ、「職場に迷惑をかけられない」と思われるのですね。

Eさん

ええ。小さな会社ですから、戦力にならないなら、ただのお荷物じゃないかと。

Nさん

そう思われるのですね。……立ち入ったことをお伺いしますが、奥さまはお仕事はなさっていますか？

いいえ、専業主婦です。パートにも出たことがないくらいです。

 そうすると、もしEさんがお仕事を辞めてしまうと……。

 そうなんです。息子も今年高校3年生で、大学に進学するなら、学費の心配もあるし……。私は仕事が好きですが、同時に、仕事は家族全員の生活の糧を得る手段でもある。だから本当のことを言えば、辞めたいなんて気持ちはこれっぽっちもないんです。むしろ、辞めたら家族がどうなるか……。本当の心配ごとは、そのことかもしれません。

 それならなおのこと、「辞めること」ではなく、まずは「仕事と治療を両立させるためにできること」を一緒に考えてみませんか？

 仕事と治療の両立なんて、考えもしませんでしたが、それができるなら……。

 今、多くの方が、仕事と治療を両立させて、日々の生活を送っていらっしゃいます。そのための支援制度や相談体制も整ってきていますから、落ち着いて考えていきましょう。

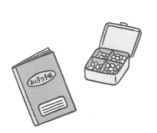
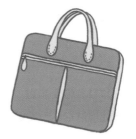

仕事と治療の両立の苦難を乗り越えて

愛知県 40歳代／女性

　私はAYA世代*でがんになり、その後再発や転移を経験し、進行がん患者として今も治療を続けながら暮らしています。初めてがんになり、再発、転移がわかった数年後までは休職などすることなく仕事と治療を両立していました。

　しかし、進行がんになって数年後に、治療が少しきつくなるので、それまで仕事と治療の両立をがんばってきた自分へのご褒美の意味も込めて、退職しました。その後も治療が変わり、また働けそうと思い、再就職しましたが再度変更になった治療がきつく寝込むことも多くなり、結局再就職した仕事を退職し、もうこれ以上働くのは難しい、仕事と治療を両立させるのは難しいと思ってきました。しかし、新型コロナウイルスの感染対策を受けて働き方も多様になり、また今は体調も落ち着いていることから、在宅でできる短時間の仕事を見つけて、再び仕事と治療を両立できるようになりました。

＊ AYA世代：特にがん医療において用いられる語で、思春期・若年成人（おおむね15歳～30歳代）の世代を指す。AYA は adolescent and young adult の略。

大丈夫！ ゆっくり休もうよ！

福岡県 50歳代／女性

　近年、がん治療は大きく変わりました。だから、がん治療しながら働けます、抗がん剤治療しながら働けます、というメッセージをたくさん見てきました。実際そうだと思います。だけど、あえて私は伝えたい！「休んでもいいよ！」って。手術のダメージや術後の後遺症、抗がん剤の副作用も人によって違います。私は、胆管がんになり、膵頭十二指腸切除術を受け、在宅で抗がん剤治療を約1年行いました。さすがに職場復帰は自信がなく、退職。今まで、家事・育児・仕事といっぱい、いっぱいがんばってきたし、もし再発してしまったら、同世代のママよりも早く死ぬ。だから仕事は辞めて、のんびりしよう、自分の体を労り、向き合おうと決めました。

　規則正しい生活をして、散歩したり、家族でハイキングに行ったり、不調のときは1日中寝てだらだらしたり。すると、少しずつ体力・気力が戻ってきました。

　数年を経て異業種へ転職。新しい仕事にご縁をいただき、今、がんになる前よりも働いています。がん治療は長い、人生も長い。焦らず、ゆっくり、時間をかけて元気になりましょう。しっかり休むことはなんの遅れにもならない。休んでまた元気になればいい。そう思っています。

通院治療を継続しながら
仕事や社会とつながる

山口県 60歳代／男性

　がんになっても仕事を続けたい、と多くの患者が思っていますが、治療、費用、会社の受け入れ態勢……と多くの不安材料があります。治療の進歩により、ほかの病気と同様に通院しながら仕事を続けることが可能になってきています。治療と仕事の両立は企業にとっても重大な問題です。治療に専念するため退職をされたら貴重な人材を失うことにつながりますので、企業側の受け入れ態勢や勤務形態、福利厚生や同僚社員の協力や意識変革も必要です。

　私の場合も、告知を受けたときに動揺しパニックに陥りました。入院治療への不安、通常どおり勤務ができなくなるだろう、お金はいくらいるの？
「職場に迷惑をかけることはできない」と、告知の翌日に退職を申し出ました。大変ありがたいことに、上司より強く慰留されました。医師や医療スタッフ、がん相談支援センターなど多くの方々からも、退職を早まるなとの話を聞き、退院後に職場復帰は可能ではないかとの考えが湧いてきましたので、無理は承知で職場に連絡し、申し出の撤回を申し入れたところ、快く応諾していただくことができました。

　今も仕事を続けられることに感謝し、またまた涙しました。趣味の蕎麦打ち・陶芸・弓道・乗馬などに加え、公的な委員、ボランティアに関わることで、これまでの恩返しとともに社会とつながり、生きている限り私からの何かしらのプラスエネルギーを与え続けたいと考えています。もちろん仕事は最期まで続けます。

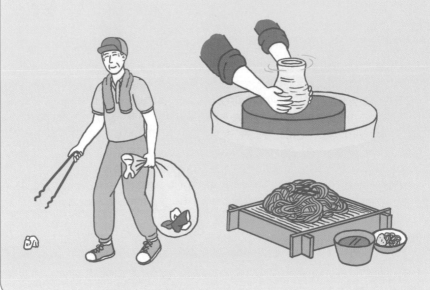

職場への伝え方とコミュニケーション

　仕事と治療の無理のない両立を考えるときには、家族や周囲の人に加え、職場の方の理解と協力が欠かせません。病気のことを職場に伝えずに済ませたい、と思うかもしれませんが、がん治療においては、入院や定期通院などで一時的に休暇をとったり、場合によっては休職などの手続きが必要になることもあります。また、時には治療が予定どおりに進まず、当初の予定からスケジュールを調整する必要が出てくることもあります。

　そのため、職場のしかるべき人には、病状や今後の見通しを伝え、理解と協力を得ることが、結果的には職場や仕事への影響を小さくし、復帰までの道のりをスムーズにすることにつながります。

職場への伝え方とタイミング

Eさん

仕事と治療の両立を考えたとき、まずは何をすればよいでしょうか？

Nさん

そうですね、診断を受けたばかりで、ここからさらに治療のための検査なども始まりますので、とても忙しい時期だと思いますが、まずは次のようなことが必要になると思います。

治療と仕事の両立に向けて、まず確認したいこと

● ご家族に、治療と仕事を両立したい意向を伝え、ご家族の意見も聞き、話し合ってみましょう。

〈担当医に確認〉

● 担当医と治療方針を決めたら、その治療を行った場合に考えられる療養のスケジュールを確認しましょう（職場に「今後の見通し」や「復帰時期の見通し」を伝えるために大切です）。

● その際、職場への伝え方や伝えるタイミングについても、担当医に相談できます。仕事の内容や仕事上のスケジュールを担当医に伝えることで、治療の時期や内容を調整できることもあります（治療効果に影響を及ぼさない範囲で、職場の繁忙期を避けて治療時期を設定したり、仕事に必要な能力に影響が出にくい薬を使ったりなどの対応が可能か、などを相談することができます）。

● 治療後に考えうる副作用や後遺症などが、現在の仕事に影響するかどうか（治療後にできなくなったり、難しくなったりすることがあるか）についても、担当医に確認しましょう。

〈職場での確認〉

● 職場の「就業規則」を確認しましょう。休暇の範囲や種類、休職制度（会社によって内容が異なる）がどうなっているか、仮に退職が必要となった場合に、有給休暇の消化方法や、退職金制度がどうなっているかなどを知ることができます（「就業規則」は、常時従業員10名以上の規模の企業には作成が義務付けられており、従業員なら誰でも見ることができます。手近になければ、人事や総務の担当者に尋ねてみましょう。10名未満の企業では「就業規則」が設けられていない場合があります。その場合には、企業側と直接相談が必要です。派遣社員の人は、まず派遣元に相談しましょう）。

● 職場では、まずは信頼できる上司や人事の担当者に、病状や見通しについて伝えましょう。

● 産業医や産業保健師がいる職場では、医学的な観点から必要な配慮などについて、会社との間に入ってもらい、業務の調整などに関するサポートや助言を得ることができます。

Eさん

職場に伝えるタイミングとしては、いつ頃がよいのでしょうか。会社には、健康診断の結果から、胃の精密検査を受けることになった、というところまでは伝えています。

Nさん

そうですね。これから、治療が始まる前の検査などでもお休みをとったりする必要が出てくると思いますので、それによって業務に調整が必要になりそうなら、そのタイミングで今わかっていることを伝えておくとよいと思います。その後は、今後の治療スケジュールがある程度明らかになったタイミングで、治療後の見通しなどを含めて、治療が始まる前までにお話しになるとよいのではないでしょうか。

Eさん

病状なども細かく説明したほうがよいのでしょうか。

Nさん

会社側が把握したいのは、Eさんの詳細な病状というよりは、仕事への影響がどのくらいか、どのくらいの期間仕事から離れる必要があるのか、といったことですから、Eさんが話したくないことがあれば、無理に話す必要はありません。

Eさん

とはいえ、「がんが見つかった」と伝えたら、いろいろ聞かれそうです。

Nさん

そうですね。どうしても聞かれる可能性のあることは、自分のなかで「ここまでは話せる」というラインをあらかじめ想定しておくと、急に尋ねられたときなどにも、慌てないでお話ができると思います。病名や治療内容、回復の見込み、などでしょうか。

Eさん

なるほど……。

ほかの患者さんのお話をお聞きすると、病名を伝えた相手から、よく「ステージ（病期）は？」と聞かれることがあるようです。ですが、相手が医療者でないなら、ステージを伝えて「なるほど、そういう状況か」とパッとわかる方は実はほとんどいないはずですし、ステージと働けるかどうかは直接関係のないことです。ですから、詳細な病状というよりかは、Eさんの就業や復帰に影響のあることを中心にお話しになればよいと思いますよ。

伝えておきたいポイントとコミュニケーションのコツ

わかりました。会社と話すときに、この点を伝えておくとよい、といった具体的な点はありますか？

そうですね。具体的には、以下のようなことを話せると、会社側もEさんが不在の間や復帰後に必要な備えができるのではないでしょうか。

会社側に伝えておくとよいポイント

● 治療期間（いつから、どのくらいの期間、職場から離れる必要があるか）

● 復帰の可否、時期の見込み

● 不在期間中や復帰後に、職場側にどのような配慮が必要になるか

● 仕事に対するご自分の希望や思い、考え方

担当医からは、「今後の検査の結果を見て最終的な治療方針を決めましょう。治療の後遺症や副作用の出方などは個人差があるので、治療スケジュールはあくまで目安と思ってください」と言われました。会社にはどのように伝えれば……。

現時点での暫定的な予定であることを伝え、変更があればその都度連絡を入れることを伝えておきましょう。状況変化に応じて随時、継続的に報告していくことが大切です。やるべきことや、決めなくてはならないことがたくさんあって、とても大変な時期だと思いますが、復帰への強い意思はそのような誠実な態度からも会社側に伝わると思います。

はい。小さな会社ですが、その分、結束力は強いです。みんなに迷惑をかけるし、本当に働けるのか不安はありますが、自分がこれまで営業職で培ってきた知識や経験で、手術後にも何か少しは役に立てると思います。少し気持ちが落ち着いてきました。

つい「できなくなること」に意識が向きがちですが、「できること」を考えてみるとよいかもしれませんね。

うちの会社では、病気で長く職場を離れたり、復職したりした人の前例がないので、同僚や経営者の理解を得られるか心配ではありますが、最初から諦めないで、丁寧に話してみたいと思います。

病気は誰にとっても突然やってくるものですから、お互いさまです。復職後に恩返しするつもりで、今は体のことを第一に考えられるよう、会社の方と話し合いができるとよいですね。

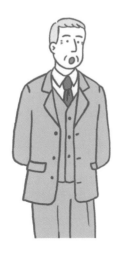
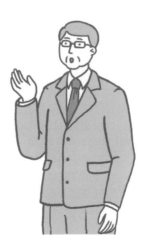

自営業者の備え

　個人事業主やフリーランスの人にがんの療養が必要になったときには、会社勤めの人とはまた異なる問題が生じます。クライアントからの依頼に対して受注契約のうえで仕事をするかたちが多いことから、自身が働けない間の仕事のやりくりや収入面での厳しさは、時に企業で働く人以上となりがちです。

　個人事業主の多くが加入している国民健康保険には、会社員が加入する健康保険と異なり、働けない期間の給与をカバーしてくれる傷病手当金のような公的な支援制度がありません。民間の医療保険や共済制度などを活用し、がんに限らず「働けなくなったとき」を念頭に置いた備えをしておくことや、自分が請け負った仕事を手伝ってくれる同業者のネットワークづくりなどを日頃から心がけておくことも備えになります。

　がん相談支援センター（P20）では、個人事業主やフリーランスの方、契約社員など非正規雇用の方の相談ももちろん受け付けています。

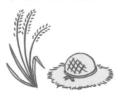 

ご家族の体験談

職場への伝え方とコミュニケーション

神奈川県　40歳代／女性

　両親のがん、配偶者のがんを経験しました。手術や治療が必要になったとき、真っ先に「できるだけそばにいたい」と思いました。しかし、私は会社員です。検査や通院、入退院時、お見舞いなどを考えると、介護休暇制度はすぐに使い切ってしまいます。家族として認められる休暇は決して多くはありません。有給休暇を合わせても、先々に不安が押し寄せ、悩んだ末に退職を視野に入れ、今の家族の病状や、できるだけそばにいたい思い、会社にも迷惑をかけたくない思い、両立できるならばできる限りがんばりたいことを正直に会社に相談しました。

　結果的には、会社側からの提案により、私は仕事と介護を両立することができました。具体的には、休暇の取得は時間単位で事後申請すればよい、外出先・在宅も業務時間としてカウント、勤務時間は1週間単位で満たせばよい、などです。

　権利として利用できる制度から考えるだけでなく、会社が応援してくれる可能性もあることを忘れずに、相談してよかったと思っています。

3

仕事と治療の両立に関する、信頼できる情報源

　仕事と治療の両立を考える際にも、信頼できる情報源や相談先はご本人やご家族、周囲の人にとって大きな力になります。仕事と治療の両立について、心配ごとや知りたいことが出てきたときに参照できる、代表的なウェブサイトや資料、支援団体（相談先）を紹介します。

担当医（主治医）や看護師などの医療者、病院の相談部門、がん相談支援センター

　病気や治療以外のこと（仕事と治療の両立に関すること）も、担当医や看護師に相談して構いません。また、かかっている病院の相談部門や、がん診療連携拠点病院に設置された「がん相談支援センター」（P20参照）でも、両立に関する情報を得たり、悩みや心配ごとを相談することができます。

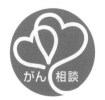

がん相談支援センターの目印

がん情報サービス「がんと仕事のQ&A」

　国立がん研究センターが運営するウェブサイト「がん情報サービス」では、がん経験者の実際の就労体験をもとに、がんと就労にまつわるさまざまな情報をQ&A形式でまとめた「がんと仕事のQ&A」を閲覧することができます。患者さん本人だけでなく、患者さんを支えるご家族や職場の方にとって役立つQ&Aも多く掲載されています。

厚生労働省「治療と仕事の両立支援ナビ」

「治療と仕事の両立支援ナビ」は、厚生労働省が運営する情報ポータルサイト（ウェブサイト）で、がんに特化したものではありませんが、利用可能な支援制度の説明や、仕事と治療の両立に関するイベント情報などを閲覧することができます。患者さんやご家族向けの情報だけでなく、企業の方向けの情報なども多く掲載されています。

民間の支援団体（ウェブサイト）

一般社団法人 CSRプロジェクト

　がん患者さんの治療と仕事の両立を支援する民間団体。体験と情報を共有し合う「サバイバーシップ・ラウンジ」や、就労に関する相談ができる「就労セカンドオピニオン～電話で相談・ほっとコール～」などのサービスを提供しています。

特定非営利活動法人 キャンサーリボンズ

　がん治療と生活をつなぐ情報を発信している民間団体。職場や医療者とのコミュニケーションに役立つ『「がんと働く」リワークノート』や「仕事と体調のチェックシート」など、療養と就労の両立に役立つツールを紹介しています。

特定非営利活動法人 がんと暮らしを考える会

　がん患者さんとご家族の経済的な問題に関する支援体制づくりを目指す民間団体。公的・民間問わず「お金」に関連した制度をまとめて検索できる「がん制度ドック」や、動画で支援制度について学ぶことができる「がん制度大学」などのコンテンツを提供しています。

企業側も相談できる先があります

　従業員の病欠は企業側にとっても突然のことで、どのような手配や配慮をすればよいか、また病気を患ったご本人にどのように接したらよいかなど、戸惑われることがあるかもしれません。特に中小企業で、過去にがんなどの大きな病気を経験した従業員がいない場合では、従業員の就労と治療の両立について、対応に迷うことが多くあるようです。

　こうしたとき、企業側にも相談できる先があります。もし職場に両立支援についての情報が不足しているようなら、以下の相談先や情報源をさり気なく伝えるなどして、職場で合理的な配慮が受けられるようにしていきましょう。

代表的な相談先

がん相談支援センター
(P20参照)

　全国のがん診療連携拠点病院などに設置されている「がんに関する相談窓口」です。がんに関する企業からの相談も受け付けています。

社会保険労務士
(労働や社会保険に関する専門家)

　規模の大きな企業では顧問の社会保険労務士に、規模の小さな企業では「全国社会保険労務士会連合会」のウェブサイトなどから、地域の社会保険労務士を探し、相談することができます。

産業保健スタッフ
(産業医や産業保健師など)

　規模の大きな企業では専任の産業保健スタッフに、従業員が50名未満の小規模企業で専任のスタッフがいない場合では、各都道府県に設置された「産業保健総合支援センター」に相談が可能です。

企業向けの情報源

厚生労働省 「治療と仕事の両立について」

　厚生労働省のウェブサイト内には企業向けの情報が多く掲載されています。「事業場における治療と仕事の両立支援のためのガイドライン」には、がんなどの病気を抱える従業員に対して必要な、適切な就業上の措置や治療に対する配慮などに関する情報がまとめられています。

厚生労働省「疾患を抱える従業員 (がん患者など)の就業継続」

　がんをはじめとした疾患を抱える従業員の就業継続に関する情報や関連資料がまとめられています。

厚生労働省 「働き方・休み方改善ポータルサイト」

　社員の働き方・休み方の見直しや改善に役立つ情報を提供する企業向けのポータルサイトです。

診断書が必要なときには

　病気で長期間仕事を休む必要があるときや、反対に仕事に復帰するときには、会社から医師の診断書（休業診断書や復職診断書）や意見書の提出を求められることがあります。

　多くの病院では、所定の依頼書を受付などの窓口に提出することで作成を依頼できますが、書類ができあがるまでに2～3週間かかることもあるため、提出の必要があることがわかったら、早めに依頼しましょう。また、いつまでに書類が必要であるか、期日を伝えるようにしましょう。

　なおその際、書類の作成依頼目的をはっきりと伝えることが大切です。休暇取得が目的であれば、入院期間や通院の頻度、治療の期間、治療によって生じうる身体面の変化などを記載してもらいます。一方、復職を目的としたものなら、いつから復職が可能か、病状や治療の状況から避けるべき作業や業務、その他企業側に必要な配慮などについて、記載してもらうとよいでしょう。

　診断書や意見書は、企業が所定の書式を用意している場合もありますが、ない場合もあります。厚生労働省が公表している「事業場における治療と仕事の両立支援のためのガイドライン」には、様式例が紹介されていますので、これらを活用してもよいでしょう。

厚生労働省
「治療と仕事の両立について」
ガイドラインや書類の様式例などが掲載されています。

診断書や意見書の様式例（厚生労働省）

4

家族内や地域での役割分担も
見直してみましょう

　Eさんはその後、仕事と治療の両立を目指して、同僚や社長と何度か話し合いの場を得ました。手術後の3週間は有給休暇（積立有給休暇）を活用し、4週目以降は、様子や体調をみながら、さらに休みが必要かどうかを見極めつつ、時短勤務で徐々に復帰することとして、職場の理解を得ることができました。社長からは「不在の間はみんなでなんとかするから、しっかり病気を治して戻ってきてほしい」と励まされ、しばらくは治療に専念する心積もりができました。

　一方で、ご家族はそんなEさんの様子をとても心配しています。手術を1週間後に控えたある日、Eさんの奥さんが一人でNさんのいる相談室にやってきました。

「仕事と治療の両立」に欠かせない家族のサポート

Eさん妻

あのう、先日ご相談させていただいたEの妻なのですが……。

Nさん

まぁ、こんにちは。Eさん、その後のご様子はいかがですか？

Eさん妻

はい、本人はもう職場復帰のことで頭がいっぱいで、家にいても入院準備もそっちのけで不在の間の業務引き継ぎリストなんかを一生懸命作っているのですが……。

Nさん

Eさんは、ご家族のために仕事を続けたいとおっしゃっていましたが、奥さまはご心配なのですね。

Eさん妻

はい、そうなんです。胃を取ってしまうような大病なのに、仕事を続けるなんて、無謀ではないのでしょうか？　本当にそんなことができるとは、どうしても思えなくて……私、心配で……。

Nさん

Eさんのお仕事と治療の両立について、ご家族でもお話し合いはされましたか？

Eさん妻

夫は、自分がこうと決めたら、家族が何を言ってもそれを押し通す人ですから。私がいくら無理をしないでと言っても、「もう決めたから、応援してくれ」と……。

Nさん

奥さまのご不安はごもっともだと思います。一概には言えませんが、特に男性の場合、自分の不安な気持ちを表に出して語ったり伝えたりするのが苦手な方も少なくないようです。Eさんも、多くを語るよりも、ともかく自分が決めたことをサポートしてほしい、という思いなのかもしれませんね。

Eさん妻

私が専業主婦だから、夫は病気を押しても働かねばならないと思ってしまったのでしょうか？　本当は仕事を辞めて療養に専念したいと思っていないでしょうか？

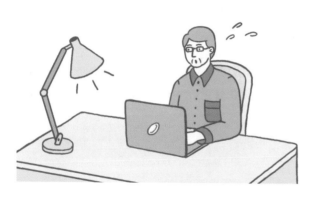
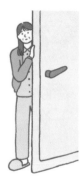

Eさんの本当の気持ちはご本人にしかわかりません。ただ、私からお伝えできることは、「仕事を辞めるかどうか」を考えることは、あとからでもできる、ということです。今はEさんが安心して治療に臨めるように、ご本人の「働きたい」という気持ちをいったん受けとめ、ご家族だからできること、ご家族にしかできないことでご本人をサポートしていくのはいかがでしょうか。

 私にしかできないことって……。

 たとえばこの先、手術前後の医師からの説明を一緒に聞いたり、入退院の際に付き添うといったことも、大切なサポートになると思います。Eさんは奥さまの前で不安や弱音を吐きたくないのかもしれません。でも、大事な局面で、ご家族や親しい人がそばにいてくれるだけで、無意識に安心するものです。それに、医師からの説明を一緒に聞くことで、今後、Eさんにどんなサポートが必要になるかもみえてくると思います。

 というと……？

 そうですね、たとえば、Eさんは胃切除の手術を受けるので、術後は、これまでどおりの食事が食べにくくなることが考えられます。ご自宅での調理をおもに奥さまが担っているなら、食形態や一度に食べられる量、食事の摂り方などで気をつける点がないか、奥さまが担当医や看護師、管理栄養士などの話を直接聞いて、食事の配慮をして差し上げるのも、Eさんにとって大きな力になりそうです。

 そういうことなら、私も役に立てそうです。早く元気になるためにも、食事は大切ですものね。

Nさん

そうですね。治療後にはほかにも必要になる配慮があると思います。奥さまの立場から、治療や治療後の生活について知りたいことがあれば、遠慮なく医師や看護師に尋ねて構いません。Eさんを思う気持ちは、こうしたところからもご本人にきっと伝わるはずです。

Eさん妻

職場に復帰するにしても、まずは治療や体の回復があってのことでしょうから、その部分をサポートできるように、私なりに考えてみます。

家族内や地域での役割分担も見直してみましょう

Nさん

病気をきっかけに、Eさん自身もご家族も、どうしてもこれまでの生活を見直さねばならない部分が出てくると思います。家族内での役割分担にも見直しが必要なことがあるかもしれません。たとえば、次のようなことを、Eさんを含め、ご家族で話し合っておかれるとよいかもしれませんね。

話し合っておきたい療養生活中の「気がかり」

❶ ご本人やご家族にとって
力になってくれる理解者・協力者は？ ➡ （　　　　　　　　）

例）妻・夫、子ども、親、きょうだい、友人、近所の○○さん、民間サービス など

❷ 療養に際して
「気がかり」なことは？ ➡ （　　　　　　　　）

例）療養中の収入減／医療費の工面／通院の手段／子どもの世話／介護が必要な家族のこと／ペットの世話／地域での役割や活動／炊事・洗濯などの家事／仕事のこと など

❸ 「気がかりなこと」を
相談できたり、頼めそうな人は？ ➡ （　　　　　　　　）

例）子どもの世話→民間のサービスを活用、ペットの世話→散歩は息子に など

Eさん妻

わが家は、子どもはもう大きいので、自分のことはある程度自分でやってくれます。それから、力の強い大型犬を飼っていて、毎日の散歩は夫の担当なのですが、しばらくはきっと難しくなりますね……。それと、夫は町内会の野球チームに所属していて、ピッチャーを担っているので、チームの方にお伝えしておかないと……。

Nさん

一つひとつは小さなことでも、ご家族や地域のなかで、一時的に役割分担を見直したり、代替案を考えたりしておく必要がある事柄は意外にあるものです。こうしたことも日々の会話のなかで話しておくと、ご本人もご家族も、気がかりを減らして治療や療養に臨めるかもしれませんね。

Eさん妻

仕事を続けないほうがよいのではないかとご相談しておきながら、お恥ずかしいのですが、やはり入院費や治療費などのお金の問題は気になってしまいます。今は、保険診療でも高価なお薬や治療があると聞きますし……。

Nさん

お金の心配は、病気をすれば誰もが頭をよぎるものだと思います。医療費の負担を軽減する制度など、知っておいていただきたいものがありますから、ぜひP91 〜 94を参照してくださいね。また、多くの病院には「医療ソーシャルワーカー」と呼ばれる、医療に関する経済的な問題を一緒に考えてくれる専門職もいますので、必要に応じて相談するのもよいと思います。

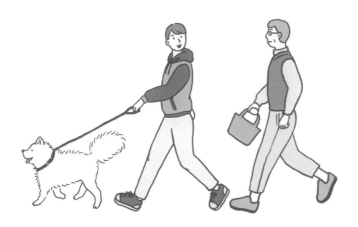

ご家族も相談することができます

Eさん妻

わかりました。何しろ、夫は自分のことは全部自分で決めてしまうので、私にできることなんて何もないと思っていたのですが、細かく見ていくと、私にもしてあげられることがあるのですね。夫の言った「応援してほしい」という言葉は、こういうことだったのかもしれません。本人が一番大変なのだから、私もがんばらないと。

Nさん

奥さまやご家族の存在は、Eさんにとって大きな支えになっていると思います。でも、もし奥さまやご家族が「つらい」と感じたときには、我慢したり遠慮したりしないで、自分の体や心を労るための時間をつくったり、ご友人など気の置けない相手に話を聞いてもらったりする時間も大切にしてくださいね。患者さんのご家族は「第二の患者」とも言われます。患者さん本人だけでなく、つらいときには誰かに頼ったり、相談してよいのですから。

Eさん妻

ありがとうございます。私……夫の病気を知ってから、本当はずっと、ずっと心配で、不安で……。今日は相談できてよかったです。

Nさん

私たちのような相談員や、「がん相談支援センター」（P20）への相談はもちろん、患者会やピアサポート（同じ病気や立場を経験した人による支援）のなかには「家族会」を設定している団体もあります。「患者さんのご家族」という同じ立場を経験した方のお話で、勇気づけられたり、参考になったりすることがあるかもしれません。治療後に仕事に復帰された方のお話を聞くこともできると思います。もしご興味があれば参加を検討してみるのもよいかもしれませんね（P131参照）。

第3章 社会とのつながりを保つ

経済的な側面への支援制度

　Eさんの奥さんも心配していたように、特に家計を支える人に療養が必要になった場合には、経済的な側面の心配ごとも出てくるかもしれません。これらに関する支援制度についても、正しい情報を得て、使える制度を見逃さずに活用していくことで、医療費の負担を軽減したり、生活費などの補填に役立てたりすることができます。

　ここでは、経済的な側面に対する代表的な制度をいくつかご紹介します。こうした制度は、本人（または代理人）の申請によって初めて利用可能になるものが多くあります。また、患者さんの状況により、ここにあがっていない制度を活用できることもあります。病院内の医療ソーシャルワーカーや、がん相談支援センターに相談しながら、支援制度をうまく活用し、負担を軽減していきましょう。以下に紹介する制度についてより詳しく知りたい場合にも、がん相談支援センターや通院している病院の医療ソーシャルワーカーなどから説明を聞くことができます。

医療費の負担軽減に役立つ制度

高額療養費制度／限度額適用認定証

　1か月に医療機関や薬局の窓口で支払った金額が一定額（自己負担限度額）を超えた場合に、超過分の金額が払い戻される制度です。ただし、払い戻しまでに少なくとも3か月程度かかることから、窓口での支払い負担を減らすために、事前に「限度額適用認定証」の交付手続きを行うことで、窓口での1か月分の支払額を自己負担限度額までとすることができます。申請窓口は、いずれも加入している健康保険の相談窓口です。企業にお勤めの方は総務などの担当者に確認してみましょう。国民健康保険の加入者は市区町村の窓口に相談しましょう。

高額医療・高額介護合算療養費制度

　世帯内で同一の医療保険加入者について、8月〜翌年7月までの1年間の医療保険と介護保険の自己負担額の合計が基準額を超えた場合、超過分の払い戻しを受けられる制度です。窓口は各市区町村の介護保険担当部門や、加入している健康保険の相談窓口です。

その他の制度

　対象者は限定されますが、ほかにも次のような支援制度があります。

小児慢性特定疾病医療費助成制度

　都道府県が指定する医療機関において「小児がん」と診断され、保険診療を受けた場合に利用できる医療費の助成制度です。

石綿(アスベスト)健康被害救済制度

　過去に石綿を扱う業務に従事していた人が、石綿を原因とした中皮腫や肺がんなどを発病した場合に、労災補償の対象となる制度です。

ひとり親家庭等医療費助成制度

　ひとり親家庭などの親子の医療費が助成される制度です。

心身障害者医療費助成制度

　心身に重度の障害がある人の医療費の自己負担分の全額または一部が助成される制度です。

高額医療費貸付制度

　一部の健康保険組合では、組合独自の支援制度を設けています。全国健康保険協会などでは、高額医療費貸付制度という制度を設けており、高額な医療費の支払いにあてるための費用が必要である場合に、高額療養費が支給されるまでの間、無利子で貸付してくれる仕組みがあります。

※前述のとおり、高額療養費は同一月に支払った医療費が、一定の自己負担限度額を超えた場合に本人の申請により支給されますが、医療機関等から提出された診療報酬明細書（レセプト）の審査を経て行うため、決定に約3か月かかります。そのため当座の医療費の支払いにあてる資金として、高額療養費支給見込額の8割相当額を無利子で貸付を行う制度です。

生活費などの補填に役立つ制度

傷病手当金

会社員や公務員など被用者保険の被保険者が、傷病のために働けなくなったときに支給を受けられる制度です。条件などがありますので、まずは勤務先の担当者に確認してみましょう。

老齢年金の繰り上げ受給

65歳から受給できる老齢年金を、希望により60歳から繰り上げて受け取ることができる制度です。日本年金機構のウェブサイトで詳細を確認することができます。

障害年金

傷病によって生活や仕事などが著しく制限されるようになった人が、規定の条件を満たす場合に、現役世代の人も含めて受け取ることができる年金です。請求には医師の診断書などが必要となるため、まずは病院の医療ソーシャルワーカーや相談窓口に相談してみましょう。

身体障害者手帳

人工肛門を造設した場合や咽頭全摘出術を受けた場合など、所定の障害の状態にあると認められた場合に、公共料金や交通機関運賃の割引、税の減免などを受けられる手帳の交付を受けることができます。窓口は各市区町村の障害福祉担当窓口です。

雇用保険による基本手当

雇用保険の被保険者だった人が離職した場合で、働く意思があり、求職活動を行っているにもかかわらず就職できない場合に、原則として離職した日の翌日から最大1年間支給される手当です。窓口はお住まいの区域を管轄するハローワーク（公共職業安定所）です。

医療費控除（確定申告による所得税の還付）

1年間に一定以上の医療費の支払い（自己負担）があった場合に、所得控除として、納めた税金の一部が還付される制度です。毎年2月16日〜3月15日までに確定申告を行うことで還付を受けることができます。窓口はお住まいの地域を管轄する税務署です。国税庁のウェブサイトでも詳細を確認できます。

生活福祉資金貸付制度・生活保護制度

生活が困窮し、生活費の支援が必要な状況となった場合の公的制度として、社会福祉協議会による「生活福祉資金貸付制度」（生活資金の貸付）や、他の制度を利用しても生活費が捻出できない場合の国の制度「生活保護制度」などがあります。前者はお住まいの地域の社会福祉協議会、後者は福祉事務所が窓口となっています。

その他の制度

このほかに、個人で加入している民間の医療保険やがん保険などからの給付や、住宅ローンなどの支払い免除特約（特定の病気になったときに、以後の支払いを免除とする特約など）がないかなども、忘れずに確認するようにしましょう。学費の心配がある場合には、奨学金制度などを利用することもできます。また、第4章（P101）では「介護保険制度」についても情報を掲載しています。

コラム

「ヘルプマーク」を知っていますか？

ヘルプマークとは、外見からはわからない障がいや病気、妊娠初期などで援助や配慮を必要としている方が、周囲の方に配慮を必要としていることを知らせることで、援助を得やすくなるよう作成されたマークです。はじめは東京都が作成し、現在では全国の都道府県に普及し、必要な方に無料配布されています。がん治療などで体調に不安がある場合にも活用することができます。配布窓口は各自治体により異なるため、お住まいの自治体のウェブサイトなどで確認してみましょう。自治体によっては、ご自宅のプリンタ等で印刷ができるヘルプマークカードのダウンロードも可能になっています。

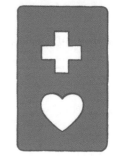

6

職場復帰に向けて

　Eさんはその後、無事に手術を終え、予定どおり退院後、しばらく自宅で療養することになりました。術後の経過観察のために病院を訪れたEさんと奥さんは、診察の帰りにNさんのいる相談室に立ち寄ることにしました。職場復帰に向けて、気になることがいろいろあるようです。

＊＊＊

Nさん

まずは無事に手術が終わって何よりです。お体はつらくないですか？

Eさん

おかげさまで、なんとかやっています。経過も順調だそうです。だけど、たった１週間ほどの入院だったのに、思ったより体力が落ちてしまって。

Eさん妻

Nさんに教えていただいたあと、病院の管理栄養士さんとお話しする時間をつくってもらい、術後の食事の工夫をいろいろ教えていただきました。でも、胸やけが強かったり、食べると冷や汗が出たりすることがあるようで、思うように食べてもらえないのです。

Eさん

早く体重を戻したいのですが、１回に思うほど量を食べられません。妻には申し訳ないのですが。

Nさん

胃の手術後は、多くの患者さんで、いっぺんに食事を摂れなかったり、食べるのに時間がかかったりといったことが、どうしても起こります。ですから、体重を戻さねばと思うあまりに、つらくなってしまわない

ように……。たとえば、今は「体重の維持」くらいを目安にするので十分だと思いますよ。

Eさん妻

担当の先生にも、術後しばらくは、体が胃のない状態に慣れていないので、1回の食事の量を減らして、回数を増やすかたちで少しずつ新しい体を慣れさせていきましょうと言われました。私、「食べろ食べろ」とせかしてしまったかもしれません。焦りは禁物ですね。あなた、ごめんなさいね。

Eさん

いや、私も早くよくなりたい一心だから……。でもNさん、このままじゃあ、職場復帰したあとも、昼食は休憩時間内に食べられるだろうかとか、営業付き合いの酒席なんかも、当分は無理だろうとか、考え始めると、本当に復帰できるのかと……。

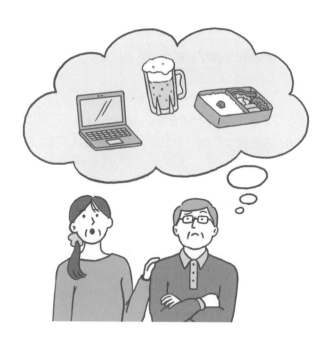

Nさん

治療の副作用や後遺症を実際に経験している現在の状況を踏まえて、職場に相談したいこと、協力や配慮をお願いしたいことを整理してみるとよいかもしれません。たとえば今のEさんでしたら……

職場の理解や配慮を得るために（状況整理のポイント）

	心配される状況の例	職場に相談したいポイントの例
通勤に関すること	●体力的に満員電車での通勤が難しそう ●出勤する体力があるか心配	●時短勤務の予定となっているが、具体的な出勤・退勤時間の相談 ●在宅勤務の併用などが可能か相談
勤務時間に関すること	●体力が戻っておらず、しばらくフルタイムは難しそう	●時短勤務の際の条件や給与面について相談 ●産業医や人事担当者などと、担当医との就業に関する意見書や勤務情報提供書などのやりとりについて相談
休憩時間に関すること	●食事にこれまでより時間がかかる ●補食を摂る時間が必要そう	●職場の仲間に事前に伝えておく ●出勤・退勤前の各15分ほど、休憩室を使わせてもらえるか相談
職務内容に関すること	●重いものが持てない（外回りの営業はしばらく難しい） ●接待などもしばらく対応できない	●これまでどおりの業務ができない場合の職場配置や職務内容について相談
その他・環境面に関すること	●トイレ利用の頻度が頻繁になるかもしれない ●定期的な受診で、1か月に1日程度休みをとる必要がある	●職場の仲間に事前に伝えておく ●有給休暇をほぼすべて消化している場合に、今後の療養のための休暇の扱いをどうするか相談

第3章

社会とのつながりを保つ

これらはEさんの例です。病気や治療の内容、治療後の体調や仕事の内容などによって、心配される状況や相談すべき内容は異なります。ご自身に当てはめて考えたり、書き出してみたりしてみましょう。

Eさん

こうして書き出してみると、何が不安で、何を会社と相談すべきなのか、明確になりますね。自分では、手術で悪いところを取ったら、今までと大差なく働けるはずだなんて都合よく考えていましたが、独りよがりではかえって職場に迷惑をかけてしまいそうです。

そうですね。体調も、まだまだ良い日・悪い日の波があると思いますし、疲れやすさも以前よりあるかもしれません。焦らず、どうしたら無理なく長く働き続けられるかを考えて、元の働き方にこだわりすぎず、今のEさんに合った「新しい働き方」を、職場の方と話し合っていけるとよいですね。

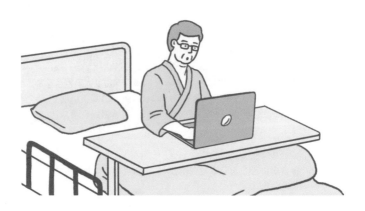

職場とは、入院中もこまめにメールで連絡をとってきました。会社は私の病欠を機に、これまで規定のなかった「病気休暇」という制度をつくるか検討してくれているそうです。小さな会社で大変なはずなのに、こんな私を応援してくれて、ありがたいです。早く復帰して恩返ししたいです。

Nさん、夫はこう言っていますが、私はまだ、本当に夫が仕事に復帰できるのか、心配です。ほかにも何かアドバイスいただけませんか？

そうですね。職場への恩返しのためにも、今しばらくは、無理をせず、ご自宅での療養を大切になさるのがよいと思います。復帰する日が決まったら、その前に、試しに通勤で使う電車に乗ってみたり、職務内容に近い作業を、勤務時間を想定して自宅で行ってみるなどの"シミュレーション"をする方もいます。また、Eさんの場合、しばらくはお弁当を持参されるのもよいかもしれませんね。Eさんの食べやすい食事を知っているのは、調理を担っている奥さまですから、奥さまの負担になりすぎない範囲で作って差し上げると、Eさんも安心して職場で昼食を摂れるのではないでしょうか。

自信はありませんが、がんばってみます。

それで、復帰のタイミングは、まだ決めかねているのですが、できるだけ早くと……。

ほら、焦らない、焦らない！

そうよ！

体調や体力の回復スピードは人それぞれなので、体調をみながら、ぜひ担当医と相談してくださいね。治療や体調のことだけでなく、具体的な職務に関することも、担当医や看護師などに遠慮なく相談して大丈夫ですよ。

新しい働き方を考えるときに

　患者さんのなかには、病気をきっかけに、仕事に対する考え方や価値観が変化したり、また、仕事を続けたいと思っても、体の変化などによって、同じ職場で仕事を続けることが難しくなる人もいます。もう十分働いたから少しゆっくりしよう、と考える人もいるかもしれません。

　本章では、仕事と治療の両立を目指すＥさんのお話を中心にお伝えしてきましたが、もちろん、仕事を続けることも検討したうえで、結果として辞めることを決断したり、辞めざるを得ないという方もいます。病気を機に、これまでと違う生活や、新しい働き方（職場、雇用形態など）を模索することも、自分らしい日々を送るためには大切なことです。

　長期に治療を受けながら就職を希望する方のために、国も対策を始めています。現在、一部のハローワーク（公共職業安定所）では、長期療養者就職支援事業として、がんなどの患者さんを対象に、専門相談員による職業相談や職業紹介を行っているほか、がん診療連携拠点病院に設置されているがん相談支援センターでも、ハローワーク職員による定期的な出張相談が開かれたり、社会保険労務士に相談できたりなど*、病気になっても安心して暮らせる社会の実現に向けた取り組みが進められています。

*本事業を実施していないがん相談支援センターもあります。

厚生労働省：
長期療養者就職支援事業
（がん患者等就職支援対策事業）

事業を実施しているハローワークや
医療施設を検索することができます。

第**4**章 住み慣れた場所で自分らしく暮らす

この章では、住み慣れた環境（在宅）で療養生活を送るときのご家族の心構えや必要な準備、介護保険の利用方法、在宅医やケアマネジャーの探し方、コミュニケーションのためのヒントについてまとめています。

在宅での療養生活を始めるにあたって知っておきたい知識のほか、患者さんやご家族の支え合いの場についても紹介しています。

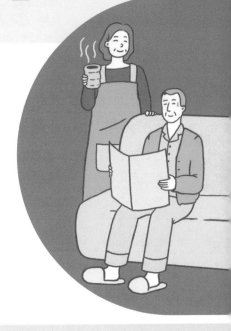

この章のまとめ

- ✓ 自宅で治療を継続したり、必要なケアを受けることができるようになってきています。

- ✓ 信頼できる在宅支援チーム（在宅医、訪問看護師、薬剤師、理学療法士、管理栄養士、ケアマネジャー、介護福祉士、ヘルパーなど）と出会うために、病院や自治体の相談窓口などを活用し、情報を収集しましょう。介護保険も活用していきましょう。

- ✓ 在宅での治療やケアでは、苦痛やつらさを取り除き、ご本人やご家族の望む生活を叶えることがより重視されます。

- ✓ 納得のいく在宅療養となるよう、ご家族だけで抱え込まず、ご本人やご家族の希望や心配ごとなどは、遠慮なく在宅支援チームに相談したり、周囲の人に伝えたりしていきましょう。

在宅で治療やケアを
受けるときの準備

自宅で治療やケアを受ける、
「在宅医療」という選択肢があります

　これまでの章では、短期の入院を伴いながらも、おもに通院で治療や療養を進めることになったTさん、Eさんのお話をお伝えしてきました。多くのがん療養は今、TさんやEさんのように、住み慣れた自宅で過ごしながら、通院で治療を継続するスタイルが増えてきています。

　一方、通院が難しい場合などでは、医師や看護師が自宅に訪問し、必要な医療やケアを提供する「訪問診療」や「訪問看護」といった制度（在宅療養支援制度）を利用するかたちでの在宅療養（在宅医療）を選択される方も増えています（P5参照）。

　次に紹介する「Sさん」も、入院や通院による治療を経て、住み慣れた自宅で在宅医療を受けながら過ごすことを決めた一人です。Sさんご家族と相談員「Nさん」とのやりとりをみながら、在宅医療の始め方や、療養上の心配ごとなどについて、一緒に考えてみましょう。

在宅医療を受けながら、住み慣れた自宅で過ごすことを決めたSさん

Sさん（65歳、男性）は、妻と社会人の娘の3人暮らしです。結婚して離れた場所に住む息子が1人います。長年勤めた会社の定年退職を間近に控えた64歳のときに膵臓がんが見つかり、その後の検査で、すでに 根治が難しい状態であることがわかりました。がんの進行を抑制したり、症状を和らげる目的で入院し、抗がん剤治療や緩和ケア（痛みや苦痛を和らげる治療）を受けてきましたが、定年後は妻と自宅でのんびりした生活を送りたいと考えていたこともあり、退院して、住み慣れた自宅に帰りたいと考えるようになりました。

そこで、まずは家族にその希望を伝えたうえで、Sさん・家族・担当医で話し合いの場をもちました。Sさんと家族が担当医に希望を伝えたところ、担当医はすぐにSさんと家族の希望に沿って、今後は痛みや生活上のつらさを取り除くケアを重点的に行うこと、住み慣れた環境で医療を受けながら暮らせるように、在宅での療養に向けた準備を進めていくことを提案してくれました。在宅でも病院と同じように、痛みやつらさを取り除くための治療を受けられることも教えてくれました。入院中のSさんに代わり、Sさんの家族は早速、Sさんの在宅療養に向けた準備に取りかかることになりました。

「キーパーソン」を決め、
周囲の支援者や理解者を増やしましょう

S さん妻

病気が治らないことを受け入れるのはつらいのですが、本人が自宅で過ごすことを望むのなら、その思いを叶えてあげたいと思います。ただ、これまでは入院している期間が長かったので、退院してきたときにどう接したらよいのか……。病気を抱えた家族を自宅でケアするのも初めてです。受け入れる準備も必要だし、手続きのことも、何もわかっていません。気持ちの整理もついていないですし、正直、何から手をつけてよいのか……。

相談員 N さん

この半年ほどで目まぐるしい変化があって、おつらく大変な時期を過ごされてきたのですね。これからのご自宅での生活では、S さんとご家族が心を落ち着けて過ごせるように、私や医療・介護スタッフがお手伝いしますから、安心してくださいね。

S さん妻

ありがとうございます。

N さん

S さんの生活の場を整えたり、在宅医療や介護保険の手続きなど、いろいろやらねばならないことはありますが、その前にお伝えしたい大切なことがあります。それは、奥さまだけで S さんの身の回りのすべてのことを背負おうと思わなくてよいということです。ほかのご家族や周囲の方（支援者）、時には S さんご自身にも協力してもらって、一緒に支え合って暮らしていく、そのくらいの気持ちで大丈夫ですよ。

S さん妻

同居の娘はできるだけ協力すると言ってくれています。息子は遠方で仕事も忙しそうですが、話し相手くらいにはなってくれそうです。

N さん

最も身近な娘さん・息子さんが支援者になってくれるのは心強いですね。ではまず、誰が家族の窓口になるかを確認しておきましょうか。

Sさん妻

家族の窓口？

Nさん

「キーパーソン」とでも言いましょうか。Sさんご本人の希望に沿えるように、ご家族や関係者の意見を取りまとめて、医療・介護関係者とおもにやりとりする方です。もちろん、最初はSさんご本人がご自分の希望をもとに医療者ともやりとりできるでしょう。けれども、今後徐々に身体が弱ってきたときには、それが難しくなることもあります。そのときは、Sさんの近くにいる方が、治療やケアの方針・内容について判断したり、在宅医や看護師、ケアマネジャーなどに伝えたりしなければなりません。

Sさん妻

まだ考えられませんが、考えておく必要があることなのですね。

Nさん

「きっと、普段のこの人ならこう考えるんじゃないかな」とSさんの気持ちや価値観を共有できる方が適任です（P9参照）。奥さまでは荷が重すぎると感じるなら、息子さんでも娘さんでもよいと思います。ご家族の窓口（キーパーソン）を決めて、療養生活を円滑に過ごせるようにしていきましょう。

Sさん妻

ずっとそばにいる私が適任なのでしょうね。幸い家族仲はよいので家族内では話はまとまると思いますが、地方に住んでいる夫の妹が在宅での療養に反対しています。まだ治る見込みのあるほかの治療法があるのではないか……と。夫の状態がさらに悪くなったときに何か言われたり、あとになって責められたりしないか、心配です。

Nさん

おっしゃるとおり、ご本人やご家族が在宅療養を希望しても、緩和ケアやその先の看取りをめぐって、親族間でのトラブルが起こる可能性があります。一般的に、ご本人と離れて暮らしている親族の方が在宅療養に不安や不満を感じる理由として、在宅療養がどのようなものなのかをイメージするのが難しいことがあるようです。

第4章

住み慣れた場所で自分らしく暮らす

Sさん妻

そうかもしれません。当事者の私たちだって、まだまだわからないことだらけで、戸惑いや不安があるのですから。

Nさん

在宅療養を望んでいるご本人のお気持ちや、在宅に関わる医療・介護のスタッフがどのような態勢でサポートするのか、ご家族がどのような役割分担でSさんを支えるのか、あらかじめお伝えしておくとよいと思います。それでも理解が得られなければ、医師から直接説明してもらうこともできます。

Sさん妻

そうなのですね。私があやふやに説明するよりも、専門家から話していただいたほうが、納得してもらえるかもしれませんね。

Nさん

在宅療養が実際に始まってからも、親戚の方には折に触れて経過を報告し、やりとりの不一致や摩擦が生じないように心がけるとよいと思います。

Sさん妻

本当にやるべきことだらけですね。私にできるのかしら……。

Nさん

最初にお伝えしたとおり、一人で抱え込まずに、周囲を巻き込んで、みんなでSさんを支えていきましょう。ちょっとした手伝いを気軽に頼めたり、些細なことでも話せる相談相手を一人でも多く見つけておくことも、大きな支えになると思います（P15参照）。

病院と在宅での医療、それぞれの特徴

　第1章でもお伝えしたとおり（P3）、病院での医療と在宅医療は、同じ「医療」でも、目指す方向性にそれぞれ特徴があります。

　病院での医療は、一言で表すなら「集中的に病気に対応する医療やケア」です。大ケガや脳卒中などのように一刻を争うときや、がん治療において手術や放射線による治療、抗がん剤による治療を受けるときなどには、専門的なスタッフと設備が整った病院において、治療やケアが行われます。病院の性質によって、急性期・回復期・慢性期のように、機能に応じた役割を担っています。それぞれの役割に応じた医師や看護師をはじめとした医療スタッフが対応しています。

　また、通院して治療を継続したり、在宅で療養するまでの準備や態勢を整える役割を担うこともありますし、在宅医療を支える医療機関や施設と連携して入院による治療やケアを行うこともあります。入院環境において、緩和ケア病棟やホスピスなど、在宅環境に近い医療やケアを提供する施設もあります。

　一方の在宅医療は、「在宅環境において、寄り添い、支える医療やケア」と言えます。在宅医療を選択する患者さんは、完治が難しい病気や障がいを抱えていることが多いです。病気を「治す」ことは難しい、だからこそ、慣れ親しんだ環境で、その人らしく、ご家族や気心の知れた人とともに、制限や制約ができるだけ少ない状態で大切な日々を過ごすことを最優先に、痛みや生活上のつらさを取り除く医療やケアを中心に行っていく──つまり、在宅環境において、ご本人やご家族の思いや希望が何よりも重視されるのが、「寄り添い、支える」ことだと言えます。

　「病院での医療」に慣れていると、「在宅医療」は自由度が高く、さまざまな職種が入れ代わり立ち代わり自宅にやってきて知恵を出し合い生活を支えてくれることに、時にギャップを感じ、戸惑うこともあるかもしれません。ですが、在宅医療に関わるスタッフは皆、ご本人やご家族が、その人らしい充実した毎日を過ごせることをとても大切に思っています。「こんなことを言ったら迷惑かな」とか「本当はこうしたいけど、わがままに思われるかも」などと思い悩まず、在宅での療養生活が納得いくものになるよう、「どのように過ごしていきたいか」「何をしたいか」や、あるいは反対に「これだけはしたくない」ことなども含め、ご本人の希望を遠慮せずに伝えていくことをぜひ大切にしてください（P9参照）。

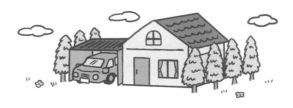

第4章　住み慣れた場所で自分らしく暮らす

頼りになる「私のチーム」

愛知県 40歳代／女性

　私はAYA世代＊でがんになり、その後再発や転移を経験し、今も治療を続けながら自宅で生活しています。再発したときに私が最初にしたことは、「相談できる人を増やすこと」でした。また再発したり進行がんになったときに困らないようにしておきたいと思いました。そこで、主治医の先生と相談し、緩和医療科の先生とサイコオンコロジー（精神腫瘍科）の先生にかかり始めました。どちらの先生も予約が取りづらいので、いざ本当に困ったときにすぐにかかれなかったり、先生方と人間関係ができていなかったりして、しんどいときに一から関係を築くのは大変だと思ったからです。

　その後は緩和ケアの認定看護師さん、化学療法の認定看護師さん、専門薬剤師さん、心理士さん、ソーシャルワーカーさんなどたくさんの方とつながることができ、いわゆる医療者の方が中心となってつくるチーム医療のチームと違い、自分自身が中心となり困ったときに助けてもらえる「私のチーム」をつくることができました。そのチームがあるのでとても心強いです。

＊AYA世代：特にがん医療において用いられる語で、思春期・若年成人（おおむね15歳〜30歳代）の世代を指す。AYAは adolescent and young adult の略。

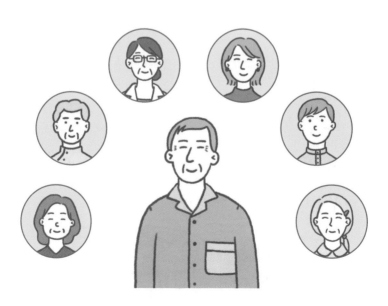

第4章 住み慣れた場所で自分らしく暮らす

退院前の準備、そして自宅へ

女性

　母親の入院を機に、介護保険の申請をすることになりました。病院のソーシャルワーカーさんからおおまかな手順を聞き、信頼できる施設のケアマネジャー（ケアマネ）さんに依頼することを決めました。笑顔の感じのいいケアマネさんは、介護認定や手続きについて一から教えてくれ、母の状態、家族の希望などを考えたケアプランを作成してくれました。

　退院して自宅へ……。本当ならうれしいことですが、不安もありました。退院前カンファレンスで、数名のスタッフが自宅に来て必要なことを母と検討する機会をもつことにしました。看護師・リハビリテーションスタッフ・ケアマネ・介護用品の会社の方などが一緒に自宅に来てくれました。必要な用品やその配置、気をつけることなどを話し合って母が安心した表情になったことを覚えています。

　退院までにできなかった手すりの工事でしたが、工事当日、母の希望で設置場所を追加しました。普段の生活をしたい、自分ができることをしたいという母の願いだったと思います。

　レンタル用品と配置は母の行動に合うように揃えてセッティングしてもらいました。母は介護用品のスタッフに信頼を寄せていて、定期的な点検時に「この手すりは私の大事なものなの」とよく笑顔で話していました。

　退院前、母は私の知らないところで歩行などのリハビリテーションをしていました。大好きなリハビリテーションスタッフに励まされ支えられていました。なんとか日常生活を取り戻すことができたのは、多くの方のおかげでした。

第4章

住み慣れた場所で自分らしく暮らす

療養を支えるパートナー
（在宅支援チーム）の探し方

　在宅で医療やケアを受けながら療養するときには、お住まいの地域で訪問診療を行っている診療所の医師や訪問看護ステーションの看護師、調剤薬局の薬剤師、リハビリテーションスタッフ、地域のケアマネジャーやヘルパーなどの、医療・介護・福祉スタッフの支援が必要です。こうした、在宅療養に携わるさまざまなスタッフは、職場や職種の垣根を越えて連携し、住み慣れた場所で医療・介護を受けながら安心して暮らすことを希望する人に対して、チーム（在宅支援チーム）を組んで医療や介護・福祉を提供しています。

　ここでは、在宅での療養を支えてくれる在宅支援チームとめぐり合い、必要な医療やケアを得て安心して過ごすために必要な情報を確認していきましょう。

在宅療養支援診療所（在宅医）の探し方

Sさん妻

在宅での療養となると、夫が入院している病院との関係はどうなるのでしょうか。今の病院の先生が自宅に診察に来てくれるわけではないのですよね？

Nさん

そうですね、病院内に訪問診療部門がある医療機関もありますが、病院と地域の在宅療養支援診療所（在宅医）が連携し、ご本人の病状や治療に関する情報を引き継いで、退院後は在宅療養支援診療所の医師による診察を受ける、というかたちが一般的です。

Sさん妻

あいにく、近所で訪問診療を行っている診療所がすぐに思い浮かびません。どうやって訪問診療をしてくれる診療所を探せばよいのでしょうか？

Nさん

今かかっている病院ががん診療連携拠点病院であれば、院内にある「がん相談支援センター」で、在宅療養に関する質問や、お住まいの地域の在宅療養支援診療所などについても相談ができます。かかっている病院ががん診療連携拠点病院でない場合でも、近隣の拠点病院の「がん相談支援センター」に相談することが可能です。また、各病院で「地域連携室」や「退院支援室」といった、入院から在宅へのスムーズな移行について調整を行っている専門の部署がありますから、相談してみましょう。お住まいの地域で訪問診療を行っている医療機関をインターネットで検索してみるのもよいですね。

Sさん妻

私はインターネットには疎いので、娘に頼んでみます。

Nさん

それからもちろん、病院の担当医や、病院内の患者サロンやピアサロン（同じ病気や症状を抱える人たちの集い）、患者会、それからお住まいの地域での口コミなども、よい情報源です。Sさんやご家族の健康状態や家族背景を昔からよく知っているかかりつけ医がいたら、訪問診療をしてもらうことが可能か、尋ねてみるのもよいと思います。

Sさん妻

そうなのですね。もしかかりつけ医が対応してくれたら、気心も知れているし、安心ですね。

Nさん

そうですね。ただし、訪問診療を行っている診療所でも、がんに伴う痛みへの対応や、24時間体制による診療が十分にできない場合もあります。痛み止め（医療用麻薬）の処方や点滴など、必要な対応ができるか、いつでも相談できる体制があるか、急変時の対応が可能か、などを確認してみましょう。

Sさん妻

わかりました。

やることがたくさんあって大変なときですが、まずは在宅支援チームの中心となる在宅療養支援診療所（在宅医）を見つけることが大切です。方針や在宅医療に対する考え方は、各診療所や在宅医によって少しずつ異なるため、できればいくつかの診療所に問い合わせたり、直接訪ねたりして、ご本人やご家族の望む在宅療養が叶いそうか、事前によく話を聞いてみるとよいと思います。また、訪問診療が可能なエリア（範囲や時間、距離など）も診療所ごとに異なりますので、ご自宅が訪問可能範囲に入っているか確認することも忘れないでくださいね。

介護保険の申請とケアマネジャーの探し方

今すぐに必要になるかわかりませんが、介護保険のサービスを利用するために、早めに申請をしておくよう、先日看護師さんからお話がありました。

介護保険のサービスでは、介護ベッドなどの福祉用具のレンタルや入浴の介助など、ご家族の介護負担を減らしたり、専門的なケアを受けたりすることができるので、サービスを利用できる年齢や条件に当てはまる方（65 歳以上、もしくは 40 歳以上で、がんの治療が難しくなり介護が必要な場合など、特定の疾病や条件に該当する方）は、早めに申請しておくとよいと思います。申請から実際にサービスを利用できるようになるまで 1 ～ 2 か月ほど要する場合があります。申請手続きはご本人の入院中でも行うことができますよ。

申請はどのように行うのでしょう？

介護保険の申請窓口は、市区町村の介護保険担当課とお住まいの地域の「地域包括支援センター」です（P21 参照）。地域包括支援センターには、保健師やケアマネジャー、社会福祉士などの専門職が常駐しており、介護保険や在宅介護全般の相談にも応じています。

Sさん妻

在宅医を決めるのと同時に進めていったほうがよいですね。

Nさん

介護に関して、カギとなるのがケアマネジャー（介護支援専門員）です。実際に在宅での療養が始まって、介護に関する相談があるときには、多くの場合ケアマネジャーが窓口になって対応してくれます。ケアマネジャーの多くは、「居宅介護支援事業所」などに所属していて、介護保険を申請すると、地域の居宅介護支援事業所などが一覧になったリストが送られてきますので、在宅医を決めるのと同じように、できれば、いくつかご自宅から近い事業所に電話したり直接訪ねたりして、Sさんやご家族の意向をよく汲んでくれるケアマネジャーや居宅介護支援事業所を探しましょう。病院の窓口や地域包括支援センターで情報を得ることができるかもしれませんし、在宅療養支援診療所の在宅医や看護師が、身近なケアマネジャーを紹介してくれることもあります。

Sさん妻

地域包括支援センターと居宅介護支援事業所は違うのですか？

Nさん

そうですね。介護保険で説明すると、地域包括支援センターは介護認定の「要支援1・2」の方のサービス調整を担当するのがおもな役割です。居宅介護支援事業所は、介護認定の「要介護1〜5」の方のサービス調整をするのがおもな役割ですが、「要支援1・2」の方の対応をすることも可能です。

Sさん妻

えーと……？

Nさん

初めてお聞きになると、違いがわかりにくいですね。最初に相談するのであれば、総合相談窓口として開設されている地域包括支援センターに相談するのが一番よい方法かと思います。

Sさん妻

わかりました。

〈40歳未満の患者さん向け〉自治体による療養費助成制度

　近年、40歳未満のがん患者さんの在宅療養費を助成する自治体が少しずつ増えてきています。介護保険制度は（条件を満たした）40歳以上の方しか利用ができません。このため40歳未満の方は、訪問介護サービスや訪問入浴サービス、福祉用具サービスなどを利用するときの公的支援制度がないため、全額自費対応となってしまうのが実情です。こうした実情に対し、各地で自治体独自の在宅療養費助成制度を整備しているところもあるため、詳しくは管轄の役所や最寄りの地域包括支援センターなどに相談してみるのがよいでしょう。

家族の介護態勢も確認しておきましょう

Sさん妻

娘は自分もできるだけ介護を手伝うと言ってくれているのですが、普段は勤めに出ていて帰宅時間も遅めです。父親のケアを自分もやりたいという気持ちはうれしいのですが、負担がかかりすぎないか心配です。

Nさん

ご家族で大切なお父様を介護したいと思う気持ちはとても素敵ですね。Sさんも安心されると思います。でも、確かに、お仕事もして介護もして……となると、今度は娘さんの体が心配です。ご家族で介護したいという気持ちを大切にしつつ、無理なく続けるための準備として、有給休暇のほか、通院の付き添いや介護保険の手続き代行などのために年5日まで取得できる「介護休暇制度」をうまく活用したり、また会社によっては家族に介護の必要が生じたときに使える時短勤務制度など、独自の制度を定めているところもあるので、就業規則を確認し、職場の方によく相談するとよいと思います。「がん相談支援センター」では、ご家族の就労に関する相談にも応じていますので、職場への相談の進め方など、参考になる情報を得ることができると思います。

第4章　住み慣れた場所で自分らしく暮らす

Sさん妻

結婚して独立している長男も、父とゆっくりできる時間をもちたい、自分も世話を手伝いたいと言ってくれています。

Nさん

息子さんは日頃離れて暮らしているので、一緒にいて話をしたい、世話したい、お母様を支えたいと思うお気持ちなのかもしれませんね。家族が揃えばSさんも喜ばれると思いますし、お母様も安心できますね。介護を要する家族の世話のために一定期間休業することができる「介護休業制度」などもあるので、息子さんと相談し、制度をうまく活用して、家族水入らずのひとときをもたれるのもよいことと思います。

Sさん妻

そうですね。息子ともよく話してみたいと思います。

Nさん

ご家族全員が、それまでの生活を維持しながら、無理なく安心して介護を続けられることはとても重要なことです。訪問看護師やヘルパーに必要な介護を任せたり、役割分担したりして、ご家族にしかできないこと……たとえば手を握って声をかける、家族の昔話や楽しい思い出話をする、ただそばにいて一緒の時間を過ごすといったことも、Sさんにとっての大切な介護であり、ご家族にとってもかけがえのない時間となるはずです。

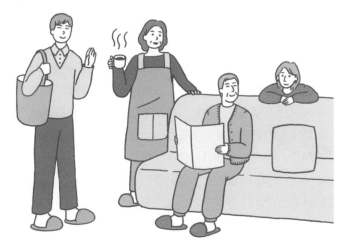

第4章 住み慣れた場所で自分らしく暮らす

病院での医療と在宅での医療はつながっています

Sさん妻

夫の入院中は、医師や看護師さんだけでなく、薬剤師さんがお薬の詳しい説明をしてくださったり、管理栄養士さんが食事の配慮をしてくださったり、リハビリテーションの方が楽な体勢などを教えてくださったりなど、たくさんの方が関わってくれました。在宅で過ごすことになったら、このような手厚い医療やケアを受けることはやはり難しいのでしょうね？

Nさん

いいえ、そんなことはありませんよ。確かに在宅医療では、病院と違ってできないこともあります。たとえば、CTやMRIのように大型の機器を使うような検査はできませんが、エコー検査などにはポータブルタイプが普及しており、こうした装置を使って患者さんの病状を迅速に把握したり、通院の負担軽減を図っている在宅医もいます。点滴や注射、採血などの処置はもちろんできますし、薬剤師がご自宅を訪問して服薬の管理をしてくれたり、理学療法士などによるリハビリテーションをご自宅で受けることも可能です。「在宅医療だからできないこと」は、実はそれほど多くはないのです。

Sさん妻

そうなのですね。

Nさん

また、病院でチーム医療が行われていたように、在宅医療でも同様に、多くの医療や介護・福祉の専門職がSさんやご家族をケアするチームをつくり、それぞれの専門性を発揮しながら、一致した方針のもとによりよい治療やケアを提供していきます。最初は、たくさんのスタッフが入れ代わり立ち代わりご自宅を訪問することに戸惑うかもしれませんが、在宅での療養に不安がいっぱいだった方でも、医療や福祉のプロから、ケアや介護の方法を具体的に教わったり、一緒に行ったりしていくうちに、少しずつ慣れて不安が減り、これならなんとかやっていけそうだと、在宅でご家族の療養を支えていくことになじんでいく方がたくさんいます。

第4章　住み慣れた場所で自分らしく暮らす

Sさん妻

自宅にいても病院と同じように、さまざまな方が支えてくださるというのは心強いです。

Nさん

はい。それに、病院関係者と在宅医療・介護の関係者は、ご本人が病院を退院する前に、合同で会議（退院前カンファレンス）を開いて、その方の病状や療養上配慮が必要な点、ご家族の状況などの情報を共有し、治療やケアの方針について意識合わせをして、病院から在宅へ、切れ目のないスムーズな移行を支援するための取り組みを行っています。医療機関の方針や状況によりますが、この会議に患者さんご本人やご家族が参加できることもあるので、確認してみるとよいでしょう。

Sさん妻

夫がこのような状況になるまでまったく知りませんでしたが、自宅でも安心して医療や介護を受けられる体制づくりが整えられてきているのですね。

Nさん

そうですね。そして、その中心にいるのはもちろんご本人とご家族です。納得のいく在宅医療や介護が受けられるように、困ったことや不安なことは遠慮せずこまめに相談して、Sさんをみんなで支えていきましょう。

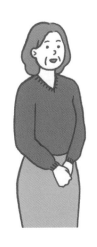
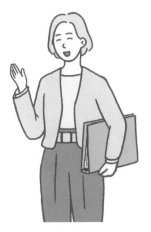

在宅支援チームとの関わり方のコツ

　在宅療養を始める前の不安は、患者さんご本人と同じくらい、あるいはそれ以上にご家族のほうが大きいかもしれません。十分な介護ができるのかという心配のほかに、在宅療養に携わる医療・介護スタッフとうまくやっていけるのか、気がかりに思う方もいるかもしれません。このような不安は、在宅支援チームとの信頼関係が築かれるにつれ、解消されていくはずです。ここでは、チームとの関わりについて考えていきましょう。

＊　＊　＊

Sさん妻

それにしても、支援してくれる方々だと頭ではわかっていても、自宅にいろいろな人が代わる代わる入り込んでくるという状況が、なかなか想像できません。夫も私も、どちらかというと人見知りするほうなので、新しく来る方になじめるかどうか、相性が合わなかったらどうしようとか、やはり少し不安です。

Nさん

はじめはお互いに初対面ですので、緊張するかもしれません。とはいえ、お客さんのようにもてなすわけではありませんし、何度か訪問を経験するうちに慣れていくと思います。それに、なんといっても自宅はご本人やご家族にとってはホームグラウンド。やりとりを重ねるなかで、自然と病院にいるときよりも率直に相談ができるようになっていくと思います。

Sさん妻

そうですね、自宅という安心感は大きいです。

Nさん

まれに患者さんご本人が、「他人に弱っていく姿を見られたくない」「他人の手を借りたくない」という気持ちから、ホームヘルパーなどの介護スタッフの受け入れに難色を示すこともあります。その場合の対応は人それぞれですが、ほとんどの場合で、日々のケアを通じて信頼関係が築かれていきます。ご本人、ご家族の予定や生活スタイルに応じて訪問日時や訪問回数を調整することもできます。

Sさん妻

信頼関係が大切なのはよくわかります。私たち家族は、訪問してくださる方々とどのように接すればよいでしょうか？

Nさん

在宅での療養が始まると、いろいろな心配ごとや困りごと、疑問などが出てくると思います。それらを書き留めておいて、スタッフが訪問した際に聞いていただくとよいと思います。何をサポートしてほしいのか、どんなことで困っているのかをはっきり伝え、在宅支援チームがもっている経験や知恵、考え方とすり合わせながら解決に向かっていく……という一連のやりとりの過程で、信頼関係が育まれていきます。

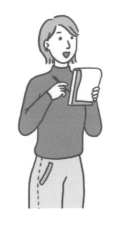
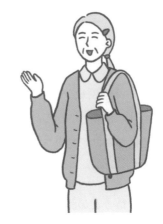

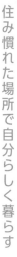

Sさん妻

私たちが主体的にならないといけないのですね。

Nさん

そうですね。在宅支援チームとともに問題を一つひとつ解決していこうという姿勢が大切で、その意味ではご本人やご家族も、支援チームの一員と言えるかもしれません。在宅支援スタッフは、ご本人とご家族の気持ちを汲み取ることをとても大事にしています。ご家族がチームメンバーに心を開くことで、Sさんとご家族の時間はより豊かになり、穏やかで、自然な生活を最期のときまで続けていく、という共通の目的に向かって力強く踏み出すことができると思います。

S さん妻

でも……、そんな気力をもち続けられるか心配です。

Nさん

そうですね。心配される方は多いのですが、在宅支援チームは、介護をする方のこともいつも気にかけています。つらいときは素直に気持ちを表して構いません。訪問看護師やケアマネジャーなどに愚痴をこぼしたってよいのです。療養や介護を支えるご家族のストレスを理解したうえで、ご家族の心と体のケアを行うのも、在宅支援チームの大切な役割です。

S さん妻

それは心強いです。

今後の見通しも確認しておきましょう

Sさん妻

ほかに何か聞いておいたほうがよいことはありますか？

Nさん

そうですね。この時期の患者さんは、容貌や状態が大きく変わっていくことがあります。急な変化にご家族のほうが動揺してしまうこともあります。今後、S さんにどのような変化が現れうるか、在宅医や訪問看護師からも説明があると思いますが、ご家族と過ごせる時間に限りがみえてきたときには、看取りまでの見通しについても教えてもらいましょう。心配なときには「これからどんなふうになっていきますか」「どんなことに気をつけ、準備しておけばよいですか」など、遠慮なく尋ねましょう。これから起こりうることを事前に知っておくことは、つらさを伴うことかもしれませんが、見通しがわかることで、ご家族の介護にかかるストレスや不安を減らしたり、心の準備につながります。

Sさん妻

わかりました。不安は尽きませんが、あまり心配しすぎてもよくない
ですね。まずは訪問してもらうことから、始まりますね。

Nさん

何度かスタッフの訪問を受けているうちに、お互いの人柄もわかって
理解し合えるようになっていくと思います。気持ちに余裕が出てきた
ら、ご本人やご家族の思い出話や、大切なエピソードなどを、話し
やすいスタッフにお話ししてみてください。Sさんやご家族が大切に
していることをスタッフが理解できれば、十分に言葉を交わさなくと
も、Sさんやご家族の考えや好みを尊重したケアを提供してもらえる
ようになるでしょう。

Sさん妻

わかりました。夫の入院中は面会などでせわしなく、家の掃除をおろ
そかにしていたので、皆さんが来る前に家の中をきれいにしておかな
いと……。

Nさん

在宅支援チームのスタッフはプロとして訪問しますので、お客様のよ
うにもてなす必要はまったくありませんよ。事前に家の中を片付けた
り、お茶やお菓子を準備したりする必要もありません。ご本人とご家
族にとって、自然で過ごしやすい空間になっていることが一番です。

＊ ＊ ＊

　ご家族と在宅支援チームは、ご本人を中心に、穏やかで自然な時間を過ごし、
やがて看取りを迎えるという共通の目標に向かう1つのチームだと言えます。医
療や介護制度の枠組みのなかでケアが提供されるため、希望した十分なサービス
を受けられない場合もあるかもしれませんが、在宅支援チームは多様なケアの手
立てをもっています。また、代わりとなる別のサービスやケアを受けられることも
あります。その都度、訪問看護師やケアマネジャーとよく話し合うことを大切に
しましょう。

第4章 住み慣れた場所で自分らしく暮らす

コラム

在宅医療・介護にかかるお金

　在宅医療や介護ケアを受けるとき、どのくらいの費用がかかるのかも気になるところです。在宅医療・介護にかかる費用は、大きく以下のように分けられます。

❶ 医療費 訪問診療費・薬剤費・臨時の医療費（往診代など）	通院や入院時と同じように医療保険が適用され、年齢や所得に応じた自己負担割合分を支払います。規定の自己負担上限額を超えた場合に、医療費の払い戻しを受けられる「高額療養費制度」（P91参照）も利用できます。なお、70歳以上で一般の所得区分と住民税非課税世帯の場合、在宅医療は「外来」扱いになります。
❷ 介護費 種々の介護サービスを受ける費用（介護保険を活用した住宅の改修費用、福祉用具のレンタルなど含む）	介護保険のサービスを利用する際も、一定の自己負担が必要になります。上限額を設けて費用の負担を軽減する制度として「高額介護サービス費」があります。
❸ その他 生活費、オムツなど衛生用品の購入費用、など	手すりを取り付けるなどの住宅改修費用は、介護保険から「住宅改修費」（給付金）が出るなど、制度を上手に活用することで負担を軽減することができます。

　これらを合わせた具体的な金額は、ご本人の身体状況や訪問診療の回数、要介護度、介護サービスの内容などによって大幅に異なるため一概には言えませんが、通院よりはやや高く、入院よりは抑えられることが多いようです。医療保険と介護保険の両方を使って療養している場合、「高額医療・高額介護合算療養費制度」も活用が可能です（P92参照）。

　このように、さまざまな負担軽減制度がありますので、在宅医や訪問看護師、ケアマネジャー、医療ソーシャルワーカーに申請の仕方について尋ねたり、がん相談支援センターなどに相談してみましょう。

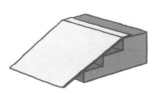
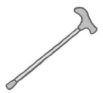

在宅医を元気なうちから探す

愛知県 40歳代／女性

　私は現在、進行がん患者として今も治療を続けながら暮らしています。病状の進行や治療の副作用で在宅療養と緩和ケア病棟の入院を繰り返しています。私は最期の最後は慣れ親しんだスタッフのいる緩和ケア病棟で……と考えているものの、ギリギリまでは住み慣れた自宅で過ごしたいと考えています。そして、人生の最終段階を伴走していただく医療者の方々をできる限り自分で選びたいと思っています。そのため、家族や病院任せにせず、自分で自宅まで訪問してもらえる範囲内の在宅療養支援診療所を探し、「今すぐではないが」とお断りしたうえで数件の在宅療養支援診療所の先生や看護師さんと面談を済ませています。

　実際に面談してみることで、「この先生にかかりたい」「ここは私の希望とはちょっと合わない」ということを判断することができました。何事もいざというときの準備が大切だと思っていますし、できるだけ自分で決めておきたいと思っています。

第4章

住み慣れた場所で自分らしく暮らす

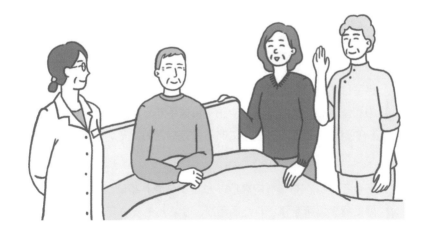

3

在宅での療養環境を整えるには

　住み慣れた場所といえども、安心して療養できる状態を整えるには少し時間がかかります。どんな点に配慮して療養する環境を整えればよいか、ここで確認しておきましょう。

どの部屋をおもな療養場所にするか決めましょう

Sさん妻

夫の療養場所はどのように整えたらよいでしょうか。

Nさん

Sさんがご自宅に戻られたあと、おもにどのお部屋で過ごされるかは決まっていますか？

Sさん妻

自宅は木造の家屋で、これまで、夫が寝室として使っていたのは2階の和室なのですが、階段や廊下には手すりがありませんし、狭いトイレや浴室、ところどころにある段差なども、そのままでは苦労するかもしれません。

Nさん

そうですね。もし可能なら、リビングやトイレなどに近い1階のお部屋に療養場所を移されたほうが、Sさんも安心ですし、ご家族も楽かもしれません。Sさんとも相談して、まずはどの部屋をおもな療養場所にするかを決め、そのうえで生活の動線に沿って、安心安全な療養環境を整えていきましょう。

Sさん妻

あと、これまではベッドではなく布団を敷いて寝ていました。

Nさん

介護保険を使えば、安価で最新の使いやすい介護用電動ベッドなどの福祉用具のレンタルや購入ができます。また、浴室やトイレなどの住宅改修では、一部費用の給付を受けることができます。ベッド周りやトイレなどにレンタルの手すりを設置するだけでも、ご本人の生活の質（QOL）を大きく上げたり、ご家族の介護の負担を減らしたりすることができますよ。

Sさん妻

介護用の電動ベッドも借りられるのですか。

Nさん

はい、レンタル可能です。楽な姿勢をとれるよう、上体を起こす背上げ機能や膝を立てたりする機能に加え、介護者の負担軽減を考えて、ベッドの高さを変える機能もついていますので、レンタルするととても便利です。ベッドの幅や長さ、付属品など、種類もさまざまなので、ケアマネジャーや福祉用具専門相談員に相談してみましょう。

介護保険でレンタル・購入できる福祉用具

Sさん妻

福祉用具は、ほかにどのようなものがあるのでしょうか。

Nさん

体の向きを整えるときに使用するクッションや、床ずれを予防するための用具（エアマットレス、ウレタンマットレスなど）、歩行器、車いすなど、さまざまな用具があり、レンタルしたり購入したりすることができます。ポータブルトイレなどのトイレ用品、入浴用の椅子や浴室用手すりなどの入浴用品は、衛生面への配慮からレンタルはできず、一部負担で購入することになっています。ほかにも便利な福祉用具がありますから、Sさんの体の状態と住宅環境に合わせて、ケア

マネジャーや訪問看護師と相談しながら必要なものを少しずつ調整していくのがよいと思います。

Sさん妻
わかりました。まずは夫の部屋を決めて、そこから、リビングやトイレ、浴室などへの動線を考え、手すりをつける場所や、そのほかに必要なものを揃えていくという感じですね。本当にやることがいっぱい……。

Nさん
はじめからすべてを揃える必要はありませんし、使ってみたらちょっとイメージと違ったり、ご本人にとって使いにくかったり……ということもありますので、試したり、相談したりしながら少しずつ整えていくことで大丈夫ですよ。レンタルの介護用ベッドや福祉用具は、実際に使ってみて、より使いやすそうなものに変更することもできます。わからないことは在宅支援チームのスタッフになんでも聞いて構いませんから、こまめに連絡をとり、Sさんの状態に応じてその都度調整していきましょう。

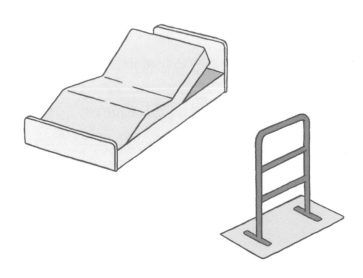

こまめな相談と連絡が
在宅療養のカギ

　その後、Ｓさん家族は手分けをして介護保険の申請や、訪問診療をしてくれる在宅医探しを進めました。Ｓさん一家が長年お世話になっていたかかりつけ医が、がん患者さんの訪問診療にも対応していることがわかり、安心してお願いすることができました。かかりつけ医からの紹介で、担当してくれるケアマネジャーも決まり、訪問診療・訪問看護や介護ケアのスケジュール（ケアプラン）が組まれ、Ｓさん一家の在宅療養が始まりました。

実際に在宅での療養が始まったら

Nさん

こんにちは、その後いかがですか？

Sさん妻

夫が帰ってきてしばらくは落ち着かず大変でしたが、ようやく慣れてきました。本人も「やっぱり家はいいな」なんて言って、安心した顔を見せてくれたので、大変だけどよかったと思いました。

Nさん

それはよかったですね。前にもお話ししましたが、今後、Ｓさんの体調や病状の変化によって、介護用具などは使い勝手が悪いと感じるものも出てくるかもしれません。介護保険でレンタルしたベッドや床ずれ予防用具などは、Ｓさんに合わなければ変更することもできます。また、トイレ用品や入浴用品など購入しなければならないものは、見本を使ってみるなどして、ご自宅やご本人の体に合うものを探してみてください。取扱店によって品揃えや対応も異なるので、ケアマネジャーに相談しながら、柔軟に対応してくれるところを見つけましょう。

第4章　住み慣れた場所で自分らしく暮らす

Sさん妻

ケアプランについては、どの程度の変更が可能なのでしょう?

Nさん

介護保険は認定された要介護度によって、利用できるサービスの限度額が決まります。基本的にはその範囲内でのサービス内容(ケアプラン)となりますが、ご本人やご家族が希望すれば、限度額を超える分は自己負担でサービスを受けることができます。また、ケアプランはご本人の状態に応じて見直しができますので、ケアマネジャーとこまめに連絡を取り合い、相談していきましょう。

Sさん妻

夫が喜んでくれたのはうれしいのですが、こちらはなかなか気の休まる時間がありませんね。このまま在宅療養を続けられるのか、こちらが参ってしまわないか、不安もよぎります。

Nさん

そうですね。そのようなときは、遠慮なく在宅医や訪問看護師、ケアマネジャーなどに気持ちを打ち明けてください。サポートを手厚くすることで乗り切れるかもしれませんし、必要に応じてSさんの一時的な入院の手はずを整えるなどの対策を、一緒に考えることができます。

Sさん妻

ありがとうございます。心強いです。

Nさん

前にもお伝えしたとおり、奥さま一人で背負おうとしなくて大丈夫です。つらいと感じたときは、遠慮せず、早めに在宅支援チームの誰かに打ち明けてください。こまめな連絡や相談が、在宅療養を無理なく継続するカギだということを、ぜひ忘れないでくださいね。

「できるわけがない」と思うことも相談を

Sさん妻

はい、すみません、早々に弱音を吐いてしまって……。

Nさん

いいえ、大丈夫ですよ。ほかに気になっていることはありませんか？

Sさん妻

無理だとは思うのですが、もう少し落ち着いたら、夫が動けるうちに、家族でどこかに出かけられないかと……。夫は温泉が好きなので、近場でももし旅行ができたらうれしいのですが。日帰りでも構いません。

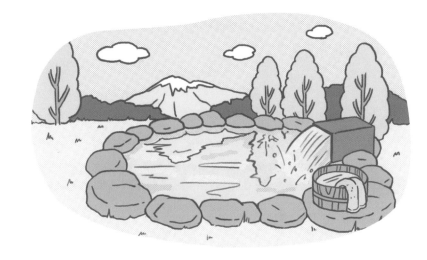

Nさん

そうなのですね。ご本人に「行きたい」という気持ちさえあれば、行ける場合が多いようですよ。体調や移動の手段、滞在先の環境などが整えば宿泊も可能ですから、ぜひ在宅医に相談してみてください。事前にどんな用意が必要か、旅先で具合が悪くなったときどうすればよいかなどについて確認しましょう。外出は気分転換にもなりますし、ご家族にとってもよい思い出づくりができますね。

そうですか、できるのですね。できるわけがないと半分は諦めていたのです。

Sさん妻

Nさん

在宅医療では、ご本人とご家族の"生活"に重点が置かれます。生活の質（QOL）が保たれるよう、ご本人に意欲がある限り、散歩や趣味、旅行など、ご本人が望むことを続けられるようサポートするのも、在宅支援チームの役割です。「無理かな」と思うことも、ぜひ相談してみてください。チームの力を借りて、充実した家族の時間を過ごすことを大切にしてくださいね。

ご本人の体験談

伝える勇気、口に出す勇気

愛知県 40歳代／女性

　再発・転移を経験し、現在も進行がん患者として治療を続けています。初めてがんになったときは、周りに相談できる人がおらず、また家族には心配をかけたくない思いと、「言ってもわからないだろう」という思いから誰にも相談できませんでした。その後、さまざまな経験を経て、今は相談できる人が周りにたくさんいます。家族、病気をとおして出会った仲間、主治医の先生、緩和ケアや精神腫瘍科の先生、看護師さん、薬剤師さん、ソーシャルワーカーさん、心理士さんなどです。でもそれは、いつの間にか相談できる人が周りに集まってきたわけではありません。それぞれのタイミングでそれぞれの立場の人に、自分が話を聞いてほしい、助けてほしい、困っているということを伝えるようになったからです。

　がんになる前の私は、そしてがんになったばかりの頃の私は、自分のことを他人に話したり、相談したりすることが苦手でほとんどできませんでした。しかし、がんになり、気づいてほしい、察してほしいという考えでは救われないことに気づき、最初はとても勇気がいりましたが、困っていることを口に出す、助けてほしい、やってほしいことを、また反対に、やってほしくないこと、言ってほしくないことを伝えるようにしたら、助けてくれる人が周りにたくさんいることに気づくことができました。

支え合いの場を利用しましょう

患者さん・ご家族同士の支え合いの場

Sさん妻

在宅支援チームの皆さんがとてもよくしてくださって、夫も病院にいたときより生き生きして見え、最初の頃のような不安はなくなってきました。ただ、娘や息子も「お父さん全然元気そうだね」なんて言って、私の話をあまり聞いてくれなくなりました。ケアマネジャーさんや看護師さんが来たときにお話しできるのはうれしいのですが、皆さんが帰ったあと、ふと寂しさがこみ上げてきたり、本当に自分が看てあげられるのだろうか……と気持ちが落ち込むときがあります。

Nさん

そうなのですね。慣れないご自宅での介護で、気持ちが折れそうになったり、孤独感を覚えることがあるのですね。

Sさん妻

知り合いやご近所に在宅療養しているご家庭もないし、この先どうなっていくのか……なんて考えてしまいます。

Nさん

無理にというわけではないのですが、もしご興味があれば、がん患者さんやそのご家族同士が当事者の視点で話をしたり、交流することができる「支え合いの場」を活用されるのもよいかもしれません。

Sさん妻

支え合いの場……？

Nさん

具体的には「患者会（家族会）」や「ピアサロン」「ピアサポート」といったものです。がんという同じ病気を経験したご本人やそのご家族同士が、お互いの体験を語り合ったり、自分の悩みを聞いてもらうことで、抱えている不安や問題を解決する糸口を見つけたりすることができます。「悩んでいるのは自分だけではないんだ」「一人ではないんだ」と感じられるだけでも、気持ちが楽になるようです。「ピア」は「仲間」という意味で、当事者同士の交流には、心の負担を軽くしたり、癒やしたりする大きな力があります。当事者同士でなければわかり合えない苦労や心境を打ち明け合ったり、先輩患者さん・ご家族から療養生活のヒントを得られたりと、医療者などから得られる情報とはまた違った観点で、がんの療養を捉えるきっかけになるかもしれません。

Sさん妻

そういえば、病院の掲示板に「がん患者さん・ご家族のピアサロン開催」という張り紙を見たことがあります。

Nさん

病院などの医療機関が患者会や支援団体などと共催で定期的にサロンを開いていることもありますし、患者会や支援団体が公民館などの施設を利用して、独自に交流会や勉強会などを開いているケースもあります。近年では、インターネット上のコミュニティサイトを通じて患者さん同士がコミュニケーションをとったり、オンライン交流イベントも多く開かれているようです。

Sさん妻

このところ家からあまり出ることもなかったので、気分転換を兼ねて病院のピアサロンへ行ってみようかしら……。外出中、ヘルパーさんに来ていただくこともできますよね？　大丈夫だとは思うのですが、夫を一人にするのは少し気が引けるので……。

Nさん

もちろんです。ケアマネジャーや訪問看護師に相談してみてください。ご家族にもホッとする時間や弱音を吐く場所が必要です。在宅で療養された患者さんのご家族のお話なども聞けるかもしれませんね。

さまざまある「支え合いの場」

● 患者会

同じ病気を経験した人が集まり、当事者同士で交流する機会をもつなどの活動を行っている団体。がんを対象とした患者会は全国各地に数多くあり、特定のがんの患者会や、がんの種類を問わない患者会、家族会や遺族会なども展開している会、オンラインでも交流の機会を設けている会など、それぞれに特徴があります。

● ピアサロン（患者サロン）

患者さんやその家族などが病気のことを気軽に、本音で語り合う交流の場で、病院や自治体、患者会、支援団体が主催または共催したりして、支え合いの場が設けられています。

● ピアサポート

患者さんやご家族の不安や悩みに対して、がんサバイバー（がん経験者）が自身の経験を踏まえながら、個別に相談にのったり、話し相手になってくれる支え合いの場で、医療機関や地域の公共施設などで活動が行われています。

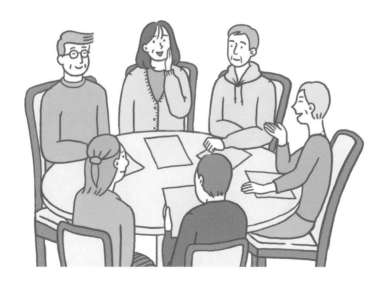

第 **5** 章 生きること、生ききる ことに向き合う

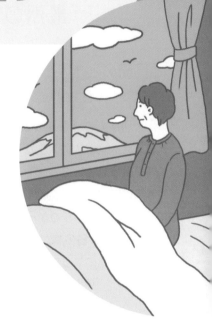

　この章では、大切な人の「最期のとき」を、ご家族としてどのように向き合っていけばよいのか、これからの生活をどのように過ごしていくかについて、まとめています。

　混乱や不安の多い時期にしっかりとした心構えをもつことはとても難しいことです。近い将来大切な人を失うことになるというときに、お別れについて考えたくない、目にしたくないということもあります。そんなときには無理をせずに読み進めるのをやめて、この本をいったん閉じていただいても構いません。具体的な生活上のヒントのページ（第6章）などから読んでいただくほうが、受け入れやすく参考になることもあります。

この章のまとめ

- ✓ 身近な人、親しい人とのお別れが近づいているのを受けとめることは、簡単なことではありません。思いを分かち合える人とのやりとりが、助けになることがあります。

- ✓ ご本人とご家族が住み慣れた環境のもとで満足のいく生活を送るために、在宅で生活するときに支えとなる人やサービス、制度が整備されつつあります。周りの医療者、相談窓口に相談してみましょう。

「最期のとき」について考える

「最期のとき」を受けとめるのは、誰にとっても簡単ではありません

　大切な人の「最期のとき」を受けとめるのは、決して簡単なことではありません。大切な人の人生が残りわずかだとわかったとき、そのことを受けとめ、冷静でいられる方は、そう多くはないでしょう。ショックやパニックになったり、無気力になったり、何も信じられない気持になったり、または怖くなったり、どうしたらいいかわからなくなったり……。ご本人だけでなくご家族も、さまざまな思いを1日のなかで目まぐるしく感じることもあるでしょう。夢の中にいるような感覚になったり、また現実に戻ったりという、そんな感覚になるかもしれません。

　あるいは、やるせなさや悲しみだけでなく、「ああすればよかった」「こうすればよかった」と後悔の念を覚えることもあるかもしれません。

　これらの感情は、どんな人にもごく普通に湧き上がってくるものです。今起きていることを現実として受けとめて、これまでとは違う生活を考えるまでには多くの時間を必要とする場合もあります。

「最期のとき」が近づいたとき、家族の生活や心に起こる変化

　「大切な人とのお別れの時期が近づいている」という現実を受け入れることは、家族の生活全体に大きな変化をもたらすことでしょう。当然と思っていた日常が、あるときをきっかけに、当然ではなくなります。家族のなかでの役割、人生設計、これからの希望や見通し……。生活上の優先順位の見直しを余儀なくされることもあるかもしれません。ご家族は現在の、そして、これから起こるさま

ざまな変化に思いをはせ、身近な人の人生が限られているという現実を受けとめられないつらさに加え、生活に関する現実的な不安や悩みが重なり、ご家族や周りの方々の気持ちは不安定になってしまうかもしれません。

受けとめるために、まず一歩進んでみましょう

　大切な人と、ともに過ごすことができなくなる、もう二度と一緒に出かけたり、会話を楽しんだりすることができなくなると考えたとき、ご本人、そしてご家族のつらさ、悲しみは、しばらくの間続くことでしょう。時には、今を生きていることに意味を見いだせなくなることがあるかもしれません。

　最期のときを迎えることに対する受けとめ方は、一人ひとり異なります。ご本人、あるいはご家族の気持ちを落ち着かせる特別な方法はありませんが、それでも、お互いに話し合ったり、周囲の方が手を差し伸べたりすることによって、つらさや悲しみを和らげることができます。

　ご家族は自分のありのままの気持ちを認め、ご本人とお互いの不安やつらさ、悲しみを分かち合うとよいかもしれません。そうすることによって、一人きりではないことをお互いに知り、支え、励まし合うことができるかもしれないからです。たとえば、ご本人の気持ちを尊重しつつ、ご家族の希望や考えも伝え、共有してみましょう。どうすれば家族が本人に寄り添ったり、最良の支えになったりすることができるか、これからの見通しや理解がより深まることでしょう。

　そして、ご本人と同じように、ご家族の方へのケアも大切と考えられています。最近では、「ご家族も支える」ことを重視した支援やケアの考え方が広がってきています。

　日々起こったことだけでなく、つらい気持ちなど心の内を日記に書き留めておくことは、気持ちの整理に役立ちます。友人や親しい人など信頼できる人に気持ちを打ち明けてみるのもよいかもしれません。また、すべてを自分一人で背負い込む必要はありません。ご家族だけの努力では難しいことがあるときには、周囲の人々からの助けを得ることも大切です。

家で最期を迎えることについて考える

最期のときを過ごす「ところ」を考える

　人生の最終段階の時期を過ごす場所として安心でき、落ち着いて過ごせるところは、どこでしょうか。それは各家庭の事情や、ご本人とご家族の気持ちによって異なります。

　住み慣れた自宅、介護福祉施設、そして専門医療を提供している病院を比べたとき、医療やケアの内容について、必ずしも病院のほうがほかの場所よりよいとは限りません。受けられる医療やケアの選択肢には、あまり差はないのが実情です。一方、「生活する」という視点でみた場合には、治療を行う施設として設備やスタッフが整備されている病院にはない環境が、在宅では得られることがあります（P107参照）。

　確かに、病院は機器や設備が整い、スタッフの配置も比較的充実しているので安心かもしれません。一方で、この時期に必要とされる医療や介護の内容は、痛みやつらさなどの苦痛を取り除くことや、日常生活のケアが中心です。それらは在宅でも十分に行うことができます。むしろ、住み慣れた自宅や生活環境の充実した療養施設で過ごしたほうが、ご本人もご家族もリラックスできるかもしれません。家に帰って一時的に食欲が回復したり、体が動かせるようになったりすることも珍しくないようです。QOL（生活の質）や自分らしい過ごし方などを第一に考えるのであれば、在宅の環境のほうが、よりよい療養場所となる可能性が高いとも言えます。

　とはいえ、環境の制約やご家族の介護に必要な準備など、家庭によっていろいろな事情もあると思います。最も優先すべきは、ご本人とご家族の気持ちです。どちらか一方を選ばなければいけない、一度決めたら変えられない、ということもありません。どの選択が「正しい」とか「向いている」という「正解」はなく、

その時々の状況に応じた「最適な方針」を、その都度考えていく、というくらいの心積もりがよいかもしれません。一度決めたことでも、時に見直したり、改めて話し合ったりすることで、よりよい方法を見つけられることもあります。

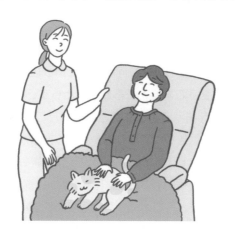

満足できる在宅での生活を送るために

　現在、地域の医療施設や訪問看護ステーション、居宅介護支援事業所などが連携し、在宅で療養する患者さんや家族を支える仕組みが各地でつくられています。

　急性期や回復期・慢性期の医療を提供する医療機関（病院など）から、治療が一段落したところで、療養型の施設や在宅で過ごすこと、そして、住み慣れた環境での看取りは今後、さらに一般的になっていくと思われます。

　その一方で、こうした時代の流れのなか、ご本人やご家族の希望や意向を十分に確認しないまま、退院、および在宅での療養を勧められる場合もないとは言えない実態もあります。

　在宅療養においては、ご本人やご家族が前向きに考えて受け入れられるか、納得して準備をすることができるかどうかで、その後の療養生活の質が変わってきます。

　病院の担当医に今後の見通しについて十分説明を受けるほか、療養については病院の患者相談窓口、がん診療連携拠点病院のがん相談支援センターや地域医療連携室などから情報を収集し、在宅での看取りの利点や、家に帰って心配なこと、今後解決すべき課題を整理していくことから始めてみましょう（第4章参照）。

第5章　生きること、生ききることに向き合う

家で生き、家で最期を迎える人と
家族を支えるチームがいます

　在宅での療養は、介護するご家族にとって必ずしも容易なものではありません。あらかじめ心の準備と、態勢づくりも必要です。では、苦労ばかりなのかというと、そうではありません。大切な人の人生の総仕上げの時期に、その人と一緒に暮らしてきた場所でじっくり向き合うという経験は、病院の中では得られない思い出や充足感を、ご本人とご家族にもたらすこともあります。

　人生の最期の時期を在宅で過ごすことを選んだご家族は、みな「ずっと自宅で」と最初から強い決意をもって取り組んでいる方ばかりではありません。最初は「イメージできない」「自信がない」というご家族も結構いらっしゃいます。始めてみて、「やっぱり病院で」と揺れ動いたり、迷ったりすることもあります。でもいざやってみると、ご本人が見せる笑顔や安心した表情に励まされ、在宅でのケアを続けていく気持ちになるご家族も多いようです。そのようなご本人とご家族を支援していくのが、在宅医や訪問看護師、ケアマネジャーなどで構成される「在宅支援チーム」です。

　これまでもお伝えしたように、在宅での療養は「家族だけでがんばり続けなければならない」というものではありません。看取りまでを見据えた在宅療養では、穏やかな最期を望むご本人を中心にして、ご家族、在宅支援チームが一緒になって歩むイメージで捉えていただければと思います。

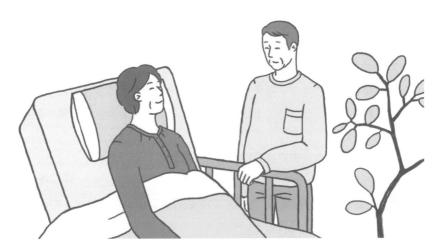

第**6**章 人生の最期を
ともに生きる

この章では、在宅で人生の最期のときを過ごすご本人に寄り添いながら生活を送るときの心構えや、関わるスタッフとの対話のコツについてまとめています。ご家族や支える方が疲弊することなく穏やかに過ごすためには、ご本人の希望や想いを大切にしながら、どのような不安や心配ごとでもなるべく共有しておくことが重要です。

しっかりと緩和ケアを受けることで痛みや不安のない生活を維持することができます。介助やケアについても専門のスタッフの助けやアドバイスを受けながら、無理のない範囲で家族が行うこともできます。

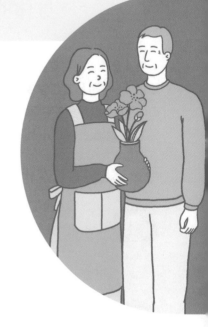

この章のまとめ

✔ 最期まで"自分らしく"過ごせるように、ご本人とご家族の希望や願いを共有することが大切です。

✔ 無理のない範囲で、ご家族が日常的なケアや介助を行うことができます。

✔ ご本人にとってもご家族にとっても、心のケアが大切な時期です。心身ともに疲れたり、ストレスが溜まってつらくなりすぎたりしないように、周囲に相談したり、気持ちを聞いてもらう機会をつくるようにしましょう。

身体的な変化に寄り添う

　第4章で、在宅支援チームのサポートを受けながら在宅療養を始めることに決めた「Sさん」とご家族は、さまざまな不安を抱きつつも、相談員「Nさん」の助言を得ながら在宅での療養をスタートさせ、しばらくが経ちました。引き続きSさんご家族とNさんとのやりとりから、在宅療養の実際をみていきましょう。

今後起こりうる変化について確認しておきましょう

Sさん妻

夫が家で過ごしていることに慣れてはきましたが、私や娘は、これまでと違う生活に少し気疲れを感じることもあります。なるべく夫の希望に沿うかたちで自宅での時間を過ごしてもらえればと思ってはいますが、私たち家族はどんなことを心がけていけばよいのでしょう。

相談員Nさん

そうですね。以前にもお伝えしたように、一番大切にしたいのはご本人の想いです。人生の質・生活の質（クオリティ・オブ・ライフ：QOL）という言葉がありますが、QOLのなかには、自分の意向が周囲に尊重されていることや、できることは自分でできる、自分で決められるという「自立・自律」が保たれていることも含まれます。周囲が何もかもやってあげるよりも、時間がかかっても自身でやり遂げるのを見守ったり、ほんの少し手助けしたりして達成感をサポートするように心がけるのもよいかもしれませんね。

Sさん妻

なんでもやってあげようとしすぎるのもよくないのですね。

ご家族の QOL も大切なポイントです。支える方も、疲弊しないで介護を続けられるように、必要に応じて在宅支援チームの力を取り入れ、活用しながら態勢を整えていくことも大切ですね。

 今の夫は、外見からは健康な人のように見えます。昨日は部屋の片付けを手伝ってくれました。数か月後に最期を迎えるかもしれないなんて、信じられない思いです。

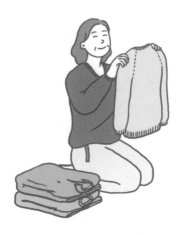
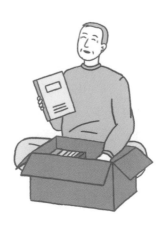

 そうですね。今のご様子からは信じられないかもしれませんね。ただ、痛みが増す、食事ができなくなる、立ち上がるときに介助が必要になるなどの身体的な変化が急激に訪れる患者さんは少なくありません。また、身体が弱っていくのに伴って、ご自分の意思を明確に伝えることが困難になっていくこともあります。

 ……想像するだけで、どうにかなりそうです。でも今から私がグラついていては駄目ですね。

 お気持ちが揺れるのは無理もありません。ご家族は、ご本人を介護する立場ではありますが、大切な人を近い将来に失ってしまう立場でもあります。悲しみや葛藤、不安でいっぱいになるのは当然です。また、今の時代、介護の経験は初めて、という方がほとんどです。介助の

必要な場面が徐々に増えていくと思いますが、Sさんご本人の心身の状態について、不安な点や疑問点は訪問看護師やケアマネジャーに伝え、ご家族の負担が重くなりすぎないようにサービスの内容を手厚くしていくことなども相談していくのがよいと思います。

Sさん妻

はい……。

Nさん

また、今後どのような症状が生じる可能性があるか、急に容態が変化したときの対処法や連絡先についても確認しておくことが大切です。なるべく早い段階で確認しておけば、いざというときの安心につながるはずです。在宅支援チームは、患者さんだけでなく、ご家族の心と体も心配しています。不安な気持ちを伝え、遠慮なく相談してみてください。

本人の意思を大切に、過ごし方を考えましょう

Sさん妻

夫は、苦痛をできる限り減らしてほしい、延命のための治療は一切受けたくないと言っています。私たち家族もその意思を尊重したいと思っていますが、本人や家族の希望はどこまで聞いてもらえるものなのでしょう？

Nさん

在宅支援チームは、ご本人とご家族の希望を最大限尊重した医療やケアを提供することを大事にしています。そのためにも、治療の方針について具体的なご希望がある場合には、あらかじめご本人、ご家族と在宅支援チームとでよく話し合っておくことが大切です。急変したときの対応方針や、胃ろう（手術で腹部に小さな孔を開けチューブを通し、直接胃に栄養を注入する医療処置）や点滴などの具体的な医療処置について、もしかしたらご本人が文書にまとめられているかもしれませんね。そんな意向も聞きながら、みんなで話し合えるとよいですね。

Sさん妻
確かに、夫は何かノートのようなものによく書き物をしているので、自分の希望などもまとめているかもしれません。

Nさん
ご本人のお気持ちや意思を大切にしていきたいですね。ただ、今後病状が進行していくなかで、ご本人やご家族の考え方も揺れ動くかもしれません。こうしたときには、その時々で話し合いをもてるようにしておくとよいでしょう。考えが変わっていくのは悪いことでも、いけないことでもなく、自然なことです。ただ、ご本人が明確な意思を示すことができなくなったときには、話し合いをもつことは難しいですから、そのときにはどうするかも事前に考えておきましょう。

Sさん妻
キーパーソン（P104 参照）である私がしっかりせねばなりませんね。

Nさん
ご本人がそれまで大事にされてきたことや、ご本人だったらどうしていただろうかという視点で、その都度、ご家族と在宅支援チームで医療やケアの方針を決めていきたいですね。事前にご本人とご家族が話し合った内容は、ご本人の意思を尊重したケアを最期まで行うのにきっと役に立ちます（P9 参照）。

第6章 人生の最期をともに生きる

Sさん妻

はい。夫はあまり口数の多いほうではないので、今のうちから私のほうで意識して声をかけていきたいと思います。

Nさん

そうですね。身体的な変化に伴って、周囲に反応する力も低下していくことが多いので、ご本人が意思をしっかり伝えられるうちに、これからの日々の過ごし方を話し合っておきたいですね。

Sさん妻

わかりました。

Nさん

「こうしてほしい」という意思や希望をはっきりとおっしゃらない方もいます。その場合、「これだけはやめてほしい」「やってほしくない」ということを確認したり、書き留めておいて一緒に確認しておくのもよいと思います。

＊＊＊

　在宅での療養に限らず、人生の残り少ない日々のケアでは、ご本人が最後まで"自分らしく"過ごせることが理想です。症状が進行したり、また痛みやつらさが強くなったりしたときは、その影響で明確な意思表示が難しくなります。そのような状況でも、事前にご本人や在宅支援チームと話し合っておくことで、ご本人の希望を可能な限り反映させることができるかもしれません。

　また、症状が進行すると、食事や排泄、体を動かすときなど、日常のさまざまな場面で介助が必要になることが増えていきます。精神的な側面も含めて、ご家族の負担も徐々に増していくことが多くなりますが、在宅支援チームの力を借りて無理をしすぎないようにしましょう。

心理的な変化に寄り添う

　身体が衰弱して、今までできていたことが次第にできなくなってくると、ご本人は、最期が近づいていることを強く意識することがあるかもしれません。そのためにふさぎ込み、感情が不安定になることもあります。一方で、周囲が驚くほど穏やかな気持ちで過ごす人もいます。心のなかにどのような変化が起こるのかは人それぞれで、体調や気分の変化で揺れ動くことも自然なことです。

起こりうる心理的な変化

Sさん妻

夫は自分の力だけで立ち上がるのがつらくなってきており、時々介助が必要になってきました。こうなるまで本当にあっという間でした。あらかじめ聞いておかなければ、私も娘もかなり動揺していたと思います。ただ、本人は自分の身体の変化をまだ自分のこととして受けとめられないようです。最近はふさぎ込む日が多く、私たちが話しかけても生返事しか返してくれません……。

Nさん

最期を意識した方の気持ちを知ることは、一緒に暮らすご家族であっても難しいものです。ご本人の心には、恐れや不安、いら立ちや怒り、悲しみなどが代わる代わる押し寄せて混乱し、ご自身でも整理がつかないのかもしれません。

Sさん妻

「何もできなくなってしまった」と言って落ち込むかと思えば、介助に手間取るといら立ちをあらわにするなど、どう接してよいかわからなくなるときもあります。

Nさん

「できることができなくなってしまった」というご本人の喪失感は、おそらく周りが想像する以上に、精神的なダメージが大きいと思われます。こまごまとしたことにも人の手を借りなければならなくなり、ご家族の重荷になっていると感じておられるのかも……。一方で、こちらがどんなに気を使って介助しても、ご本人が自分で行っていたようにはいきませんから、そのストレスと強い無力感などが混ざり合い、いら立った言葉や態度がつい出てしまうときもあります。実際に、元気な頃と性格が変わってしまったと、戸惑うご家族は多いです。

Sさん妻

今後、ほかにどのような変化が現れてくる可能性がありますか？

Nさん

そうですね。たとえば、日常生活のすべてに意欲を失って引きこもりがちになったり、衰弱して容姿が変わってしまうと、人に見られることを避けたいと思うこともあります。

Sさん妻

どうやって元気づければよいのでしょうか……。

Nさん

悲しんでいる方を無理に元気づけようとすると、さらに不安や孤独を感じることになる場合もありますので、普段と同じように見守り、これまでのがんばりをねぎらったり、声をかけて寄り添ってあげるのがよいと思います。また、次のような場合は、治療やなんらかの処置が必要となる危険な状況かもしれませんので、在宅支援チームに連絡するようにしましょう。

こんなときは、在宅支援チームに相談しましょう

- 強い恐れや不安、悲しみを何日も訴え続けたとき

- 自殺したい、またはそれをほのめかすようなことを話したとき

- 食べることを拒んだり、不眠に陥ったり、日常の活動に無関心になったとき（病状による影響もあり得ますが、急に変化する場合は注意が必要です）

- 今までになく、自らを卑下（ひげ）したり、罪悪感を訴えたりしたとき

- 絶望感が強く、憔悴（しょうすい）しきっているとき

- 精神的に不安定な状態が続くなかで、発汗や息苦しさを訴えたり、落ち着きがなかったりしたとき

- あなた（ご家族）が介助に疲れてしまい、休みたい、助けてほしいと思ったとき

＊＊＊

　死を前にした人の気持ちを正確に知ることは誰にもできません。大切なのは、どのような精神状態であってもそれを否定することなく、温かく受けとめてくれる人が周りにいることです。たとえば、「もう駄目なんだ」「早く死にたい」と言うときは、どうしても「そんなことはない。大丈夫」「がんばりましょう」と励ましてしまいますが、改善しない症状のつらさや、死期が迫っていることを自覚され、「これ以上よくならない」という諦めなどの気持ちを吐露されていることが多いので、否定はせず「そうだね」「そう思うくらいつらいよね」と一度言葉を受けとめてあげることでも、ご本人のつらさに共感し寄り添うことができます。ご家族は、ご本人の態度や言葉遣いなどの変化に危険な兆候がないかどうかを観察し、不安に思ったら、家族の誰かあるいは在宅支援チームに助けを求めましょう。

もっとあるがままでいいんじゃない？

千葉県 30歳代／女性

　がんが発覚した頃はとにかくショックでした。「まだ中学生の娘がいるのに」「来年にはこの世にいないの？」と、食事ものどを通らない日々。家族や友人に伝えたときの反応に「どうせわかってくれない。いいよね、がん患者じゃないからなんとでも言えて」と内心いら立ってしまったこともありました。

　治療が始まった頃は死について自分なりの考え方ができるようになりました。「人はいつか死ぬ。絶対に。生きる時間が違うだけのこと。なら生きている間はとことん楽しもう！」と自然と思えるようになりました。のちに、がんの宣告をされてからの心理的な変化は、みな同じような変化であることを知りました。とことんショックを受けても、それでよかったんだ、無理に明るくふるまおうとしなくても、ただ心の変化を自然に受け入れればよかったんだと知り、ホッとしました。がんと言っても年齢、性別、家族構成、がん種、治療法により千差万別です。みんなもっとわがままに、ネガティブに、ポジティブに、心のあるがままになっていいんだと思います。ちなみに私は、私の存在が誰かの希望になれればいいなと前向きになれています。

第

6

章

人生の最期をともに生きる

納得して旅立ちたい気持ちに寄り添って

東京都 60歳代／女性

緊急入院からわずか数日で、娘の残り少ない余命を聞かされました。娘が現実を受け入れるにはあまりにも残酷でした。それでも生きることに貪欲でした。わかっていながらもある程度納得したうえで逝く決心をつけたかったのでしょう。その気持ちを理解して、ソーシャルワーカーさんと連携してセカンドオピニオンを受けるなど、娘の納得できることをしました。

私はその間をぬって在宅の準備、訪問診療の医師・看護師の手配をしました。

その頃の雰囲気を感じ取っていただきたく、亡くなる数日前の会話の一部を抜粋しました。

> 娘　「こんなに早く逝くなら、もっと母さんに孝行しとくんだった」
>
> 私　「そう？　この数年はすごくお母さん孝行してくれたじゃない。お母さんこそいつも考えを押しつけて、駄目な母親だったね。あ〜あ、あなたと一緒に逝けたらお母さんの人生パーフェクトなんだけどなあ」
>
> 娘　「あはは、母さんが一緒ならあの世も楽しいね。猪突猛進していく母さんを笑って見てられるのに」
>
> 私　「ねっ！　ホントそう思ってくれる？　でも人生ままならないんだな」

その後も二人でケラケラ笑いながら話しました……。
翌日、娘の大好きだったテーマパークに二人で行き、その数日後に

> 娘　「じゃあ、またね」
>
> 私　「うん、またね。体に気をつけるのよ」
>
> 娘　「クスクス（笑）」

と、家族みんなの笑いのなか、娘は穏やかに旅立ちました。

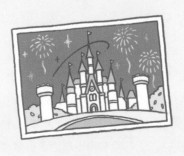

第6章 人生の最期をともに生きる

痛みやつらさのコントロール

　がん患者さんでは、痛み、食欲不振や吐き気・嘔吐、便秘や下痢、呼吸困難など、不快な症状が現れることがあります。これらの症状に適切に対処することによって、ご本人の感じるつらさを和らげていくことができます。

　がんの進行に伴って、これらの症状が重くなったり頻度が増えたりする場合がありますが、在宅療養でも症状を緩和する治療を積極的に受けることができます。

痛みへの対応

Sさん妻

　最期を迎えようとしているがん患者さんは、強い痛みに悩まされると聞きます。痛みはできるだけ取り除いてあげたいです。

Nさん

　痛みは、ご本人にとっても最も大きな心配ごとと言えるかもしれません。でも今は、痛みに対する治療やケアが進歩していますので、あまり心配なさらなくて大丈夫です。がんの痛みは「がん性疼痛」と呼ばれ、がんを患われた方の 70％が経験されますが、このうち 80％は適切な鎮痛薬の使用によって軽減できると言われています。

Sさん妻

　そうなのですね。

Nさん

　痛みの程度に応じて鎮痛薬を使い分ける WHO（世界保健機関）方式の治療（WHO 方式 3 段階除痛ラダー）のように（右図）、まずはNSAIDs やアセトアミノフェン（非オピオイド鎮痛薬）と呼ばれる痛み止めを使い、それでも痛みが治まらなければ、医療用麻薬として

弱オピオイド、強オピオイドを使いますが、その方の状態に応じて、初めから少量の強オピオイドを使って痛みをコントロールしていくことも多くなってきています。薬の種類によって取り扱い方法などが異なりますので、在宅医や薬剤師からの説明をよく聞いて上手に使い、痛みをしっかり取り除いていきましょう。

WHO方式3段階除痛ラダー

軽度の痛み →

軽度〜中等度の
強さの痛み →

中等度〜強度の
強さの痛み

弱オピオイド
- コデイン
- トラマドール
（その他：少量の
オキシコドン）など

強オピオイド
- モルヒネ
- オキシコドン
- フェンタニル
- メサドン など

非オピオイド鎮痛薬（NSAIDs、アセトアミノフェン）
±鎮痛補助薬（抗うつ剤、抗けいれん剤など）

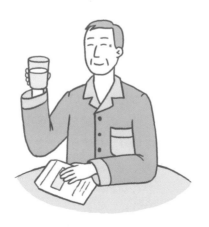

第6章

人生の最期をともに生きる

在宅支援チームは痛みの緩和に積極的に取り組んでいます。ご本人が痛みを感じているようでしたら、遠慮なく相談しましょう。一方で、多少の痛みが残っている程度のほうが、感覚が保たれるので活動している実感がある、という方もいらっしゃいます。ご本人が望む痛みの緩和の程度を理解し尊重することも時には必要です。

痛みが強ければ麻薬も使うのですね……。その場合、中毒とかにならないのでしょうか。

中毒になるから避けたい、増やしたくないとおっしゃる方が多いのですが、それは誤解です。医師の指示のもとで適切に使用すれば、医療用麻薬（オピオイド鎮痛薬）で中毒、つまり依存症になることはありません。

そうなのですか。

はい。ただ、どんなお薬もそうですが、副作用はあります。たとえば、吐き気や便秘、眠気などですが、これらについても対策が可能ですので、副作用の症状やケア方法について、在宅医や看護師、薬剤師から納得いくまで説明を聞くとよいと思います。

わかりました。

また、医療用麻薬を使ったからといって、それが死期を早めることもありません。がんと診断されて間もない時期でも痛みがあれば抗がん剤を使用しながら医療用麻薬を使うこともありますし、痛みが和らぐことで食欲が増したり、よく眠れるようになったり、有益なことが多いのです。

わかりました。痛みに対して、薬以外に何かできることはありますか。

 いろいろあります。心身のリラックスや、姿勢（体位）を工夫することも、痛みを和らげるのに役立ちます。リラックスの方法として代表的なものは、好きな音楽を聴くことやアロマセラピー、呼吸法、マッサージなどですね。いくつか試してみて、ご本人が心地よいと感じるものを見つけるとよいと思います。

 娘がアロマセラピーに詳しいので、早速相談してみます。

 それは頼もしいですね。姿勢（体位）の工夫については、体の動かし方や楽な姿勢の保ち方を看護師や理学療法士から教えてもらうのもよいですね。介護保険を利用して借りている電動ベッドも、その時のSさんの状態に合わせて替えてもらうこともできます。

 その場合は担当のケアマネジャーさんに相談ですね。

 それから、身体の痛みを強くしている原因が、死への恐怖や仕事関係、家族関係、人生の意味への問いであることもあります。そうした場合には、ご本人の気持ちをゆっくり聞いて差し上げることも大切なケアになります。

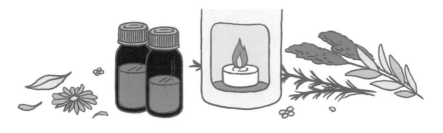

痛みをコントロールするときの3つの目標

痛みのコントロールは、以下の3つの目標を目安に行います。

1番目の目標

夜間の睡眠時間を痛みによって妨げられないようにします。

2番目の目標

安静にしているときに痛みがないようにします。

3番目の目標

立ち上がったときや体を動かしたときの痛みがないようにします。

　現在では鎮痛薬やさまざまなケアによって痛みを大幅に和らげることが可能になっています。痛みは目には見えないため、ほかの人には伝えにくいものです。医療者への伝え方のコツとして、数字で痛みの強さを伝えたり（痛みがない状態を「0」、最悪の痛みを「10」とした場合の程度）、痛みによる生活上の影響（痛いので眠りが浅いようだ、外出を控えている、うずくまっている時間が長くなった、など）を伝えたりするのもよいでしょう。
「フェイス・スケール」と言って、現在の痛みの程度を表情で表すとどのくらいかを指差しで伝える方法もしばしば利用されています。

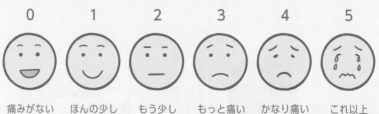

0	1	2	3	4	5
痛みがない	ほんの少し痛い	もう少し痛い	もっと痛い	かなり痛い	これ以上考えられないほど強い痛み

食欲不振への対応

Sさん妻

このところ、夫は体の衰弱とともに食欲が落ちてきています。無理にでも食べてほしいと思うのですが、どうすればよいでしょう……。

Nさん

身体が食べ物を受け付けなくなってきているのかもしれませんね。ご本人が食べたいと望むものを中心に、好きな味付けで、やわらかく食べやすいように調理してみてはいかがでしょう。スープやジュース、アイスクリーム、ゼリーなど、冷たくてのどごしのよいものを好む方も多いようです。栄養補助食品で栄養を補うという方法もありますので、ぜひ在宅支援チームに相談してみてください。

Sさん妻

食べないと元気が出ないと思って、つい「もっと食べないと」などと言ってしまいます。

Nさん

お気持ちはわかります。けれど、大切なのは、食べることを強要しないことです。楽しみであるはずの食事がかえって負担になってしまうからです。Sさんは食べないから元気がないのではなく、体が衰弱してきたために、多くを食べられなくなってきているのです。ご本人の意向を尊重し、「好きな時間に好きなものを、食べたい量だけ」食べられるようにサポートしていきましょう。

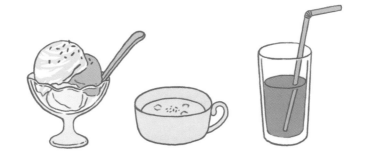

吐き気・嘔吐、便秘への対応

Sさん妻

吐き気や便秘もありますが、誰にでも出る症状なのでしょうか。

Nさん

吐き気や嘔吐、便秘はこの時期の患者さんによくみられる症状です。もし吐き気をもよおしたら体を横向きにするか、顔を横に向けて、吐いたものが気道（空気の通り道）に入らないようにしましょう。吐いたものはすぐに始末し、窓を開けるなどして空気を入れ替え、においが残らないようにします。また、吐き気が少し落ち着いたら、口の中の不快感を取り除くために、水やレモン水などで口をすすいでもらうとさっぱりすると思います。

Sさん妻

わかりました。

Nさん

一般的な便秘対策としては、水分や食物繊維の摂取、運動、お腹のマッサージなどが効果的ですが、難しい場合は在宅医などの判断で緩下剤を使ったり、浣腸や摘便を行うこともあります。医療用麻薬の副作用として便秘が起こっているようなら、在宅医や訪問看護師に相談して下剤や緩下剤の量や種類を調節してもらいましょう。がんの進行によっては腸閉塞が起こることもあるので、お腹の張り、強い腹痛があるようなら、在宅医や訪問看護師に相談しましょう。

呼吸困難への対応

Sさん妻

在宅医から、やがて呼吸困難も現れると説明を受けました。呼吸困難があっても家で過ごせますか？

Nさん

呼吸困難は、肺が十分に酸素を取り込めないときなどに起こります。また、酸素を十分に取り込めているときでも、呼吸困難を感じることもあります。ベッドに横になっているよりも、体の向きを変えたり、

第6章　人生の最期をともに生きる

上半身を起こしたりしているほうが呼吸しやすい場合もあるので、目の前にテーブルを置いてクッションなどを抱きかかえるように座るなど、ご本人が楽に呼吸できる姿勢を手助けしましょう。体を動かすときはゆっくりと。衣服は体を締めつけないものにします。室温を低くする、窓を開けて風を入れる、うちわであおぐなど涼風を感じられるようにするのもよいですね。

Sさん妻

呼吸がしにくそうになるのは自然なことなのかもしれませんが、もしすごく苦しそうだったらどうしたらよいでしょう。

Nさん

息が切れる、息をすることがつらいなどの強い呼吸困難がある場合は、我慢せず早めに在宅支援チームに相談してください。医療用麻薬は痛みだけではなく息苦しさを和らげますので、医療用麻薬を使って呼吸のつらさに対応したり、咳や痰を抑えたりすることができます。また、酸素吸入の装置を自宅に設置することもできます。

点滴は必要? 不必要?

　人生の最期の日々のケアで点滴を行うべきかどうかは、医療施設や医師によって考え方が異なりますが、「点滴は必要ない」という場合も少なくありません。がんの症状が進行すると水分を処理する力も弱まるため、点滴はむくみ（浮腫）を悪化させたり、痰が増えて息苦しくなったり、腹水や胸水が増えてお腹の張りや息苦しさの一因となったりするなど、かえって苦痛が増してしまう原因になりうるというのがその理由です。

　ご本人が水分を欲したら、吸い飲みや短めのストロー、スプーンで少し水を飲んでもらったり、口に氷のかけらを含ませたりするなど、在宅支援チームとよく相談して対処していきましょう。

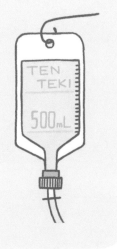

TEN TEKI

500 mL

痛みやつらさに対する考え方

　現在のがん医療では、がん性疼痛に対する積極的な治療が重視されています。痛みを我慢することはQOLの低下につながるため、さまざまな方法によって痛みの緩和を図っていきます。医療用麻薬を含む鎮痛薬に加え、がん治療やがんの進行に伴う神経障害性疼痛と呼ばれる痛みに対して、抗うつ剤や抗けいれん剤が処方されることもあります。

　がんに伴う苦痛を広く捉えると、吐き気や嘔吐、便秘や下痢、呼吸困難など、がんにまつわる不快な症状はすべて「苦痛」だと捉えることができます。また、がんの痛みは、身体的なものだけでなく、精神的苦痛や社会的苦痛、魂の（スピリチュアルな）苦痛を含む「全人的苦痛（トータルペイン）」であり、あらゆる角度からケアされるべきものだと考えられています（下図）。

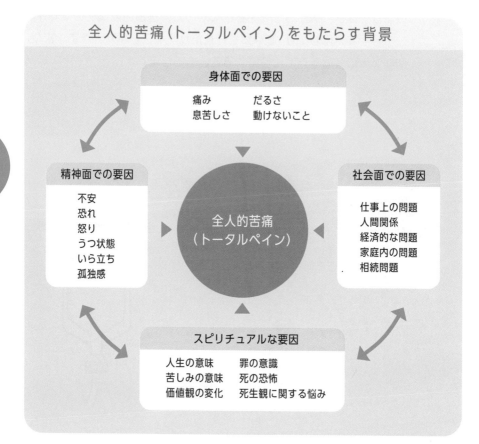

全人的苦痛（トータルペイン）をもたらす背景

身体面での要因
痛み　　　だるさ
息苦しさ　動けないこと

精神面での要因
不安
恐れ
怒り
うつ状態
いら立ち
孤独感

全人的苦痛（トータルペイン）

社会面での要因
仕事上の問題
人間関係
経済的な問題
家庭内の問題
相続問題

スピリチュアルな要因
人生の意味　　罪の意識
苦しみの意味　死の恐怖
価値観の変化　死生観に関する悩み

短期間でも食欲が戻って笑顔を見せた夫

40歳代 女性

　肝臓がんと診断された夫は、入院中、食欲が落ち、ほとんど食事が摂れなかったため点滴をしていました。退院してからも看護師さんに手伝ってもらい、鴨居やポールハンガーなどを使って点滴を続けました。数日すると、夫が「点滴、やめられないかな……。お腹が空かないんだよ」と言いました。「では、少しずつ少なくしてみて、食べられるようならやめましょう。身体のだるさもとれるかも」と笑顔の先生。先生のおっしゃるとおりで、点滴をやめると大好きだった中トロを食べたいと言って平らげ、不思議なことに腹水も減り、だるさも軽くなりました。末期といっても病状が変わるのですね。残念ながら食べられた時間は、そうは長く続きませんでしたが、中トロをおいしそうに平らげた夫の笑顔は昨日のことのように覚えています。

　いよいよ食事ができなくなりましたが、夫は点滴を断り、腹水も退院前のようにパンパンになることなく、穏やかに天に召されていきました。

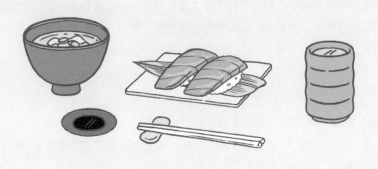

第 6 章　人生の最期をともに生きる

4

家族もケアや介助を
行うことができます

　在宅での療養に必要なケアのほとんどは、ご家族でも行うことができます。介助する側とされる側がともに体への負担をかけずに、手早く行える方法がありますので、ご家族がケアや介助を行う場合には、はじめは訪問看護師やホームヘルパーに教えてもらいながら一緒に行うとよいでしょう。

　また、ご本人の意思を尊重し、ご本人が「これは自分でしたい」というものがあれば、可能な限りご自身で行えるようにサポートしましょう。ご家族の体調が優れなかったり、疲れているときには無理をしないで、在宅支援チームの支援を受けることも大切です。

日常動作が難しくなってきたら

Sさん妻
夫は一人で立ち上がるのが難しくなった今も、自分で身の回りのことをやろうとしますが、危なっかしくてとても見ていられません。どの程度、介助に関わったほうがよいのでしょうか。

Nさん
そうですね。ご本人の「できること」を大切にしてあげるのがよいと思います。「まだこれだけできる」という実感はご本人の生きようとする気持ちの支えになります。転んでケガをしないように傍らで見守ったり、体を支えたりするなどの配慮は必要ですが、できるだけ自分自身で行えるように手助けするのがよいでしょう。トイレにだけは最期まで自分で這ってでも行くという方もいます。体力的に本当に難しくなったら、ご本人からサポートを求めるでしょう。訪問看護師や理学療法士、ケアマネジャーなどに相談して、安全に介助する方法を教えてもらうとよいと思います。

第6章　人生の最期をともに生きる

Sさん妻

筋力が衰えないように、ベッドから離れる時間をできるだけつくるようにしたほうがよいでしょうか。

Nさん

ベッドで横になってばかりだと筋力が衰えるのではないかと心配になりますね。少しでも動けるうちは、生活のリズムに合わせてベッドから離れると気分転換にもなりますので、よいと思います。体を起こす、椅子へ移動する、足上げ運動をするだけでも全身を動かすことになります。そうすると血行がよくなり、むくみの改善や床ずれ（褥瘡）の予防につながります。また、体を動かすことで、肺や腸の機能なども維持しやすくなります。

Sさん妻

そうなのですね。

Nさん

もし痛みが日常の生活動作を妨げている場合には、在宅医や訪問看護師と話し合い、定時や頓服（痛みなどの症状に応じて服用すること）の鎮痛薬を使用することで動けるようになる場合もあります。介護保険を利用して歩行器や車いすを借りることもできますので、ケアマネジャーに相談してみるのも一つです。リラクゼーションやマッサージ、リハビリテーション（日常動作訓練）などを受けることもできます。無理にリハビリテーション（リハビリ）に努めなければと思う必要はありませんが、リハビリを行うことで、体調を整えたり気分転換になるだけでなく、呼吸状態を改善したり、日常生活の動作を行いやすくしたりすることができます（P62参照）。ご本人とも相談しながら、訪問看護師、理学療法士、言語聴覚士、作業療法士などにリハビリについて相談してみましょう。

第6章

人生の最期をともに生きる

家族も行えるケアや介助

Sさん妻

体の衰弱がさらに進むと、どのようなケアや介助が必要になっていくのでしょう。私たちにそれができるかどうか、不安です。

Nさん

そうですね。おもなものとしては、口腔ケアや食事、排泄、体の清潔（入浴、清拭）とスキンケア、体位交換や移動、ベッド周りを整えることなどでしょうか。症状が進んだ場合は、ベッド上での排泄や、のどにからんだ痰を吸引器で取り除くことなどもケアに含まれてきます。このようなことは在宅支援チームに教えてもらいながら、徐々に慣れていくとよいと思います。一人で行うのが難しいケアは、ご家族で協力したり、看護師やホームヘルパーが来たときに一緒に行ったりするのも一つの方法です。

具体的なケアの方法

　看取りを見据えた在宅療養で必要になる介助やケアの方法は、それぞれの患者さんの病状や体調などによって変わってきます。以下に示す例は、あくまで一般的な介助の例です。在宅支援チームのスタッフと相談して、その方に合った適切な介助方法を探していきましょう。

口の中のケア（口腔ケア）

　口の中を清潔にすることは、快適さを保つとともに、口内炎や肺炎の予防などに役立ちます。

用意するものの例
やわらかめの歯ブラシ、スポンジなどでできた粘膜用ブラシ、コップ、ガーグルベースン（うがいのあとに吐き出す容器）、ティッシュペーパー、リップクリーム（ワセリンなど）

ケアの例
❶ ベッドの背もたれを上げ、あごが上がりすぎないようにし、腰が安定しているか確認ののち、必要に応じて顔を横に向ける（誤嚥防止）。

② これから口腔ケアを始めることを伝える（意識がはっきりしていなくても、声をかけるようにしましょう）。

③ 口を開けてもらい、歯ぐきの腫れや出血、口内炎、舌の汚れ、食べ物のかすなどをチェックする。

④ 歯ブラシを鉛筆を持つように握り、歯を1本ずつ磨く（ブラッシングは小刻みにやさしく）。

⑤ 軽く濡らしたスポンジ粘膜用ブラシで歯ぐきや粘膜、舌などをやさしく拭い、食べ物のかすを取り除く。

⑥ 自力でうがいが可能ならうがいをしてもらう。

⑦ リップクリームを塗る。

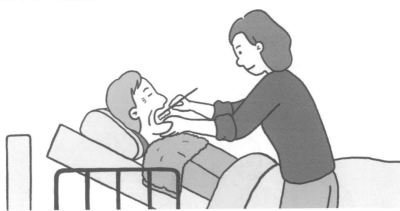

POINT

● 食後や就寝前などに行うとよいでしょう。

● 口から食べていなくても、1日数回口の中を拭い、潤いと清潔を保ちましょう。

● 咳き込んだり、むせたりする場合は無理に続けず、在宅支援チームに相談しましょう。

● 口の中を傷つけないようにしましょう。

● 痛みがあったり口内炎ができている場合は、特にやさしくケアしましょう（保湿剤や軟膏の使用について、在宅支援チームに相談してもよいでしょう）。

第**6**章

人生の最期をともに生きる

　食事は生きる意欲につながります。ご本人に食べる意思がある限り、安全に留意しながら、無理のない範囲で食べられるように手助けしていきましょう。

用意するものの例

本人の食べたい食品、器、スプーンやフォーク、ティッシュペーパーやタオル、ストロー（やわらかい食べ物、飲み物用）

ケアの例

① ベッドの背もたれを上げ、顔を横に向ける（誤嚥防止）。

② 本人に示しながら、これから口の中に何を入れるのかを伝える。

③ 口を開けてもらい、食品を少量、スプーンなどに取って口の中に入れる。

④ しっかり飲み込んだことを確認してから、2口目を入れる。

⑤ 最後に、口の中に食べ物のかすが残っていないかを確認する。

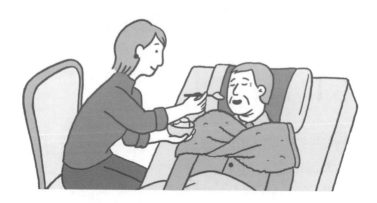

POINT

● 本人の食べたいものを、少しずつ口に入れましょう。

● 咳き込んだり、むせたりする場合は無理に続けず、在宅支援チームに相談しましょう。

● 無理強いはせず、本人が食べたいものを、食べたい量だけ食べられるように介助しましょう。

排泄の介助（ベッド上での排泄）

　家族や支援スタッフの介助でトイレに行ける間はトイレを、ベッドから下りて座れる場合はポータブルトイレを使用しますが、座ることが難しくなったときにはベッド上で尿器や便器を使用します。ベッド上での排泄介助の方法は、性別、排便か排尿か、ご本人の状態などによってさまざまです。排泄は、多くの人が「最後まで自分で行いたい」と思う生活動作であるため、できる範囲のことはご自身で行ってもらい、ご家族はそれをサポートするというスタンスが基本です。

　ここでは、すでにオムツを使用されている方のベッド上での排泄の介助について紹介します。

用意するものの例

防水シートまたは新聞紙、蓋に穴を数か所あけたペットボトル（湯を入れ、洗い流すために使用）、トイレットペーパーまたは市販のお尻拭き、オムツ、尿取りパッド、使い捨て手袋、ぼろ布（あると便利）、バケツ（あると便利）、消臭スプレー（必要に応じて）など

ケアの例

① 介助者が腰を痛めないように、実施しやすい高さまでベッドの位置を上げる。

② 防水シート（または新聞紙）を腰から太ももあたりにかけて敷き、ズボンを下ろす。

③ 手袋をはめ、オムツの前面をはずして両足の膝を立て、本人が自力で横向きになれる場合は自力で、その力がない場合は、腕を胸で組ませ、介助者が立つ反対側に倒して体を横向きにする。

④ 排泄物をやさしく拭き取り、ペットボトルに入れた湯で陰部を清潔に洗い流し、押さえながら拭く。

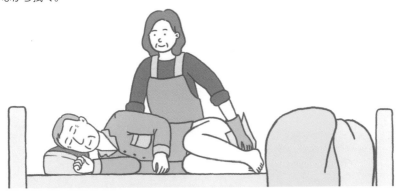

5 新しい尿取りパッド、オムツをあてる。尿取りパッドやオムツは、身体の中心に合わせ、隙間ができないようにする。

6 汚れたオムツ類は速やかに片付ける。

7 体位を戻してズボンを上げ、ベッド上の環境を整える。

POINT

● 看護師やホームヘルパーからコツを教えてもらいましょう。

● 上手な人のやり方を見る、まねる、やってみる、を繰り返すとよいでしょう。

● ご本人の気持ちに配慮して、体を動かすとき、洗い流すときなどには声をかけましょう。

● 排泄後は部屋の空気を入れ替えましょう。

● 石けんを使う場合は十分洗い流すようにしましょう。

体の清潔（入浴・清拭）とスキンケア

　体の清潔を保つことによって爽快感が得られます。入浴やシャワー浴に介助が必要なときは、訪問看護師やホームヘルパーにお願いすることもできます。また、寝たままでも入浴できる訪問入浴サービスなどの利用も可能です。介護保険を利用している方は、利用料の1〜3割の自己負担で利用することができるようになっています。

　入浴やシャワー浴が難しくなってきたときには、体や顔を温かいタオルで拭く方法もあります（これを「清拭」と言います）。ここでは清拭について簡単に紹介します。

用意するものの例

熱めの湯、洗面器、タオル、バスタオル、保湿剤（市販のローションやクリームなど）、着替えなど

ケアの例

① 室温を暑すぎず、寒すぎない程度に調節する。

② 洗面器にはった熱めの湯にタオルを浸して絞り、仰向けで顔、耳、首、肩、腕と手、胸とお腹を拭く（拭く部位だけを露出させ、適宜タオルケットなどをかけて寒くならないように配慮する）。

③ 体を横にして、背中からお尻を拭く。

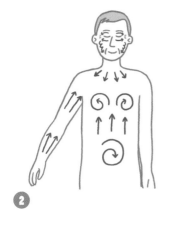

❷

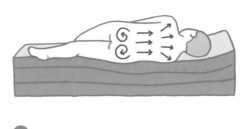

❸

4 再び仰向けにして、足を拭く（膝を立ててもらい、足先から太もものほうへ向かって拭く）。

5 拭いたあとは必要に応じて保湿剤を塗る。

6 体を拭きながら段取りよく着替えも行う。

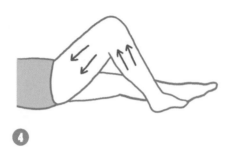

4

POINT

● ご本人を驚かせたり、嫌な気持ちにさせないように、体を動かすときや拭き始めるときには声をかけましょう。

● タオルが冷めてきたら、こまめに熱めの湯で絞りなおすとよいでしょう。

● 拭いたあと、すぐに乾いたタオルで押さえ拭きをすると体が冷えにくいです。

● 拭きながら、皮膚の傷や床ずれ（褥瘡）の兆候がないかチェックしましょう。

● 全身の入浴が難しくても、手浴や足浴など部分浴なら行えることがあります。

● ベッド上での洗髪も可能です。看護師やホームヘルパーに相談しましょう。

体位交換

　体位交換は、床ずれ（褥瘡）を予防したり、腸などの内臓の動きを促したりする効果があります。痛みや体の向きに制限がある場合には、それらに配慮しながら行いましょう。介護保険を利用している方は、介護保険のサービスとして、自動で体位交換をしてくれるマットレスのレンタルも可能です。

用意するものの例
体位交換に用いるクッションなど

ケアの例
ここでは仰向けから右向きにする場合を示します。

❶ 介助者はベッドの右側に立ち、体を動かすことを本人に伝える。

❷ 本人の顔を横になる方向（右側）に向けてもらう。このとき、枕も少し右側に引っ張っておく。

❸ 本人の両腕を、胸の前で交差させる。

❹ 足を揃えて膝を立てる。

❺ 介助者は本人の左肩と膝に手を当て、膝を右へ倒してから肩を右向きに起こす。

❻ 腕や腰、足を楽な位置に整え、シーツや寝間着のしわを伸ばしてクッションで体を安定させる。

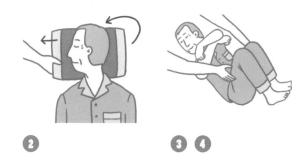

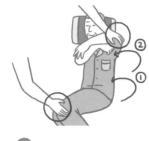

❷　　❸❹　　❺

第6章　人生の最期をともに生きる

　介助の基本は本人に声をかけながら行うことです。そうすることで、たとえ意識がもうろうとしている状態でも心の交流が生まれます。

ご家族の体験談

信頼できる情報と対話で療養生活を支える

兵庫県 70歳代／男性

　がんの治療にあたっては、医師に丸投げではなく、家族が本人の病状や心の様子をできる限り把握し、精いっぱいのケアに努めることもとても大切で、ケアの基本になると思います。

　その思いをもちながら、肺がんを患い実家で在宅療養する兄（70歳代）のケアにあたりました。距離的隔たりには結構苦労しましたが、亡くなるまでの約1年は、週1回の帰省と毎日の電話で連絡をとり、診断や治療の副作用について聞き、当方からはインターネットや資料などの情報を逐一提供しました。

　がんが見つかった時点で進行していたことから、抗がん剤による治療を開始しつつ、主治医による治療に加えて本人の病状に適した方法を探すこととしました。そこで、インターネットでの情報から本人の病状（病期や抗がん剤の種類、副作用ほか）について、その類似性に着目しました。その結果、いくつかの参考情報を得ることができました。がんを専門にする信頼できる医療者や、関連する書物から経験談などの情報を集め、類似したものを本人へ詳しく伝えることで本人の治癒のための気持ちアップにつなげたい、という思いをもち続けました。本人と奥さんにできる限り寄り添い、情報を提供したり対話したりすることは、何にも代えがたい大切なことと感じた経験です。

本人と家族の心のケア

可能なかたちで本人と心を通い合わせる

　病状が変化していくなかで、治療を始めた頃や、在宅での生活を始めた頃に比べ、本人の体はだいぶ衰弱し、精神状態にも変化がみられるようになるかもしれません。お別れのときが間近に迫っていることを強く感じざるを得ない場面も増えてくるでしょう。ご家族も介護の疲れが溜まっているかもしれません。それでも、可能なかたちで本人と心を通い合わせることがお互いの支えとなります。

＊＊＊

Sさん妻

夫はもともとは物静かな性格でしたが、最近はよく不機嫌になり、私や娘が話しかけても無視したり、邪険に扱ったりします。正直、夫の言動にストレスを感じることが増えてきました。

Nさん

最期を迎えることへの恐れや不安、怒りなどがこみ上げてきて、ご本人がふさぎ込んだり周囲にあたったりすることは、決して特別なことではないのですが、周囲の方が無視されたり、冷たく扱われたりすることにストレスを感じるのも無理はありません。しかし、どの場面でも共通して言えることですが、まずはご本人の言うことや行うことを受けとめ、辛抱強く相手の言いたいことや考えていることを理解しようと思う姿勢が大切です。ただ、暴力的な言動が増えた、急に体の様子が変わった、昼夜逆転して生活のリズムがおかしくなってしまったといった場合には、病状の変化に伴うものである可能性もあります。在宅医や医療スタッフに相談してみましょう。

Sさん妻

私も、残された時間を不本意なかたちで終わらせたくはありません。家族でできるだけ楽しい時間を過ごしたいと思っています。でも、なかなかそのような展開にならなくて……。

Nさん

もしかしたら、ご本人は今のつらいお気持ちを聞いてもらいたいのかもしれませんが、ご家族や周りの方にどのように話せばよいのか、うまく伝えられていないのかもしれません。楽しい気持ちを分かち合うのと同じように、不安や悲しみについても避けることなく率直に語り合うことができればよいのですが、決して簡単なことではありませんよね。「そうだね」とか「そう思う気持ちもわかるよ」とか、いったんはご本人の気持ちを受けとめる姿勢をみせることで、少しでも前向きな気持ちになれるかもしれませんね（P10参照）。

Sさん妻

確かに、無意識のうちに、言葉や態度のなかで、暗くなったり不安になったりするような話題を避けるようにしていたかもしれません。

Nさん

そう、あまり構えすぎないことも大切です。ご家族が残された時間を楽しく過ごしたいと思う気持ちもとても大切です。ご本人と日常の出来事を楽しく話し合ったり、思い出話で盛り上がったり、あるいは冗談を言い合ったりできるとよいですね。ご本人の体調や気持ちに配慮しつつも、これまでの日常生活となんら変わらない空間をつくれるとよいと思います。ご本人にとって、ご家族の笑顔は一番の支えであり、残された日々を生きようとする気力や、最後のひとときを自分らしく過ごしていく心のよりどころになるはずですから。

Sさん妻

たとえば、一緒にテレビを観たり、音楽を聴いたりとかでもよいのですか。

Nさん

ええ、そうですね。病気になる前のご夫婦の過ごし方の延長線でよいのです。ご本人もご家族のいろいろな行事に一緒に参加できるとよいですね。一緒に過ごしたときの笑いや涙は、お互いにとって一生の思い出になると思います。

お見舞いの人への配慮

　親しくしてきた友人や知人が最期の時間を一緒に過ごしたいと願い、お見舞いを希望した場合は、その人たちに会いたいかどうか、まずご本人の意向を確かめましょう。ご本人がお見舞いに応じたなら、あまり疲れない程度に滞在時間や人数などをあらかじめ調整しておきます。応対するのがつらいときや、話すのが苦しそうなときは、訪問者に時間の目安を伝えておき、長い時間のやりとりは難しいことを伝えておくとよいでしょう。

　体調や気分が優れない、弱った姿を見られたくないなどの理由から、ご本人が会いたくないという場合には、ご家族からやんわりと断り、メッセージだけを受け取るようにするのも一つでしょう。訪問の有無にかかわらず、メッセージノートなどを作り、お見舞いを希望する人に記入してもらうのもよい方法です。ノートに記載されたメッセージを眺めることで、ご本人にとって励みになったり、勇気づけられたりすると思います。電話やメールでやりとりをしていただくのもご本人にとって負担やストレスの少ない方法です。

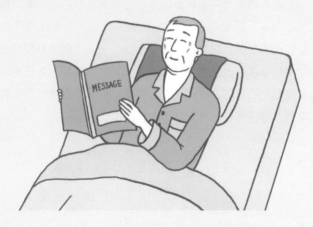

　在宅療養のどんなときでも、コミュニケーションに共通するのはご本人の言葉に耳を傾け、ご家族の気持ちも素直に伝えることが大切だということです。ご本人が精神的に不安定になりやすい時期だからこそ、取り繕うことなく受けとめて、率直に語り合いましょう。

家族にとっても大切な心のケア

　ご本人の体調や外見、それに伴う精神面の変化が大きい時期は、近くにいるご家族が受けるストレスも大きく、時には本人以上に手厚いサポートやケアが必要になることもあります。ご家族は自分自身の体調や心の状態にも目を向け、負担やストレスが大きすぎると感じたときには遠慮なく在宅支援チームに相談したり、力を借りたりするようにしましょう。

Sさん妻

自分の体が疲れてきたこともありますが、夫に付き添っていくことがかなりつらくなってきました。最後まで気持ちがもつか心配です。

Nさん

もしかすると今が一番大変なときかもしれませんね。大切な人が弱っていくのを間近で見ているのはとても大変なことです。娘さんや息子さんともよく話をなさっていますか？　負担をかけてはいけないとお互いに遠慮があるかもしれませんが、一人で何でも受けとめたり引き受けたりしようとせず、ご家族内で苦しい気持ちを正直に語り合い共有することで、ご本人の支えになるヒントや提案が得られたり、気持ちを分かち合うことができると思います。

Sさん妻

息子とはこのところあまり連絡をとっていませんでした。

Nさん

今すぐ役立つ具体的な対応方法が見つからなかったとしても、困っていることやつらいことを共有することで、お互い声をかけ合ったり、交替で見守ったりするなど、よい工夫が見つかるかもしれません。在宅支援チームもご家族の心身の健康を気にかけていますから、状況を率直に打ち明けて助けを求めて大丈夫ですよ。

Sさん妻

この間も少しお話ししましたが、このところ、夫はさらに不機嫌で、何をしても言いがかりのようなことを言ってきて、正直心が折れそうです。本人の気持ちを受けとめて……というこの前のお話でしたが、そこまで強くいられるかどうか……。

そうだったのですか。よく話してくださいましたね。ご本人の気分が不安定になったり、性格が否定的に変わってしまったりするのを目の当たりにすると、つらい気持ちになりますよね。介護を投げ出してしまいたい、このままでは続けられないという気持ちになることもあると思います。そんなときは在宅支援チームに相談して、一時的に介護から離れる時間をもてるように手配してもらうこともできます。また、「レスパイト入院」といって、ご家族に介護疲れがでたり、急な所用ができたりした場合に、ご本人に一時的に入院してもらうことで、介護者の方の休息や自由になる時間を確保できる場合もあります。在宅医や在宅支援チームのスタッフに相談してみるとよいと思います。

投げ出したいけれど、投げ出したくないのです。

……ご家族の気持ちを思い切ってご本人に打ち明けてはいかがでしょう。「受け入れる」という話と矛盾するかもしれませんが、ご家族の心のなかに溜まったものを、思い切ってご本人に伝えてみるということを試みてもよいかもしれません。いったんは言い争ったり傷つけ合ったりすることになるかもしれませんが、ありのままの気持ちをお互いに知ることによって、日常的な感覚を取り戻すきっかけになるかもしれません。病気だからと特別扱いするよりも、本音を言い合える関係で接するほうが、ご本人やご家族の気持ちが楽になるということもあります。

……。

話題によっては、ご本人とぶつかるのは避けたほうがよい場合もあるかもしれません。そんなときは、ご自分が爆発する前に少し距離を置きましょう。別の部屋で思い切り泣いて気を晴らすとか、誰かに話をじっくり聞いてもらうという対処法もあると思います。

第6章 人生の最期をともに生きる

Sさん妻

私たち夫婦は、恥ずかしながら些細ないさかいの繰り返しでこれまで接してきたようなところもあります。言いたいことを言い合うことによって、お互いに胸のつかえが取れそうな気がしてきました。また、一時的にでも介護を休むことができたら少し落ち着くような気もします。

Nさん

では、早速ほかのご家族や友人、在宅支援チームに相談して休息の時間をつくれるように準備を始めましょうか。お別れの時期が近づくにつれて、そのような時間はとりにくくなりますから。今のうちに心と体を一度リフレッシュしておくという選択もあると思います。

＊＊＊

　ご家族が精神的・身体的に疲弊して絶望的になったり、怒りを感じて大きなストレスを抱えたりするのは無理もないことです。ご本人にやさしくできないことに負い目を感じたり、長年の葛藤やわだかまりが胸に湧き上がったりすることもあるかもしれません。そんなときは無理に抑えるのではなく、本当の気持ちとして大切にありのまま受けとめ、表現できる場をつくるのも一つの方法です。家で過ごす患者さん本人とご家族を支える在宅支援チームのスタッフは多くの経験をもとに相談にのってくれると思います。

暴言や暴力への対処法

　本人の心のなかで対処しきれなくなった怒りや不安などが、心ない暴言や暴力というかたちで表現されることがあります。その対象は家族や在宅支援チームのメンバーに及ぶこともあります。対象が家族だけの場合、身内のこととして、誰にも相談できずにいると、本人も家族もつらい時期を過ごすことになってしまいます。できるだけ早い時期に在宅支援チームに相談しましょう。お互いの心に大きな傷を残さないためにも、専門家を交えてきちんと対処することが重要です。

第 **7** 章　お別れのとき

この章では、在宅で最期を看取るエピソードや、患者さんが亡くなったあとの生活について、取り上げています。今をしっかり生きることを精いっぱい考えていらっしゃるご家族や患者さんにとって、目にするのはつらい内容かもしれません。「今は読みたくない、考えたくない」というところは読みとばしていただいて構いません。

今後の見通しや必要な準備・心構えについてあらかじめ知っておくことは、限られた時間を大切な人と共有するためにとても重要であるとも言えます。少しずつ、関心のあるところからお読みいただくこともよいでしょう。今後、在宅医療・介護スタッフと話し合うときの参考にしていただけると思います。

この章では、在宅での看取りを迎えるにあたって、体と心に起こる変化、最期のときを迎えるご本人に寄り添いながら、ケアや介助をしていくことについてまとめています。心のつながりを大切にしながら、ご本人とご家族双方の意向に沿った穏やかな時間をともに過ごすことができるようにしていけるとよいでしょう。

お別れのあとにご家族ができるケア、そして、ご家族や支援する方に向けた「グリーフケア」の考え方についても紹介しています。

この章のまとめ

✔ ご本人の反応がなくなってきても、心の交流をもつことができます。最期の時期の過ごし方について、方針を共有しておくとよいでしょう。

✔ グリーフ（悲嘆）に向き合いながら、これからの生活を支えるためのグリーフケアの考え方が広がってきています。これからの不安や生活上の心配ごとについて、家族間で話し合ったり、相談できる機会をもつとよいでしょう。

人生の最終段階を迎えるとき、温かく寄り添うには

　やがて訪れると理解はしていても、いよいよそのときが迫ってくると、ご家族は平常心ではいられなくなるかもしれません。ご本人にどう接したらよいか、わからなくなるご家族もいます。とはいえ、ご本人と一緒に、ここまで大きな山を何度も乗り越えてこられたのです。今まで寄り添い、見守ってくることができた自分を信じ、ご本人の旅立ちに臨みましょう。

　在宅で医療ケアを受けながら過ごしてきた「Sさん」。ご家族は、在宅支援チームのスタッフや知人の協力を得ながら、Sさんを自宅で見守り続けてきました。旅立ちの日は近づいています。Sさんご家族と相談員「Nさん」との会話から、旅立つ際の準備や、残されたご家族へのケアなどについてみていきましょう。

＊＊＊

Sさん妻

夫は1週間ほど前から、ベッドから起き上がれなくなり、ずっと横になったままの状態です。昨日は話しかけてもほとんど反応がありませんでした。呼吸も不規則になってきているようです。私の目から見ても最期が近づいていることがわかります。私たち家族にできることは、もう何も残されていないような気持ちになります。

Nさん

これまでつらい時期もありましたが、よくご本人を支えていらっしゃいましたね。とても喜んでいらっしゃると思いますよ。これからできることは、確かに限られているかもしれません。でもまだ大切なことが残っていますよ。それは、最後まで「あなたのそばにいます」ということをご本人に伝え続けることです。

S さん妻

そばにいる……。それならいくらでもしてあげたいです。

N さん

会話のやりとりを楽しむことはもうできないかもしれません。ですが、言葉のキャッチボールだけがコミュニケーションではありません。むしろこの時期は、静かにそばにいたり、やさしく体に触れたりすることで、ご本人にご家族の気持ちが伝わるということもあります。会話が少なくなっても、心と心が通い合い、お互いがよりわかり合えるようになれるかもしれません。

S さん妻

そういう魂の触れ合いのような瞬間がもてたら、本当にうれしいです。

N さん

最後の日々を、ご本人とご家族のお互いの思いに寄り添いながら過ごすことができるのが、在宅療養のよいところだと思います。会話が難しくなっても、ご本人にご家族の声は届いていますから、語りかけることを続けていくとよいと思います。ささやくようにやさしく、ゆっくりと。ご家族の声にご本人も安心されるでしょう。

S さん妻

どのようなことを話しかけたら喜ぶでしょうか。

N さん

ご家族がご本人に伝えたいこと、話したいことでよいと思います。楽しかった思い出や感謝の気持ち、今日の出来事などなんでも。もしも過去にわだかまりがあるとしたら、今が最後の仲直り時と思って、それを話題にしてもよいと思います。とはいえ、ちょっとした笑い話程度にして、ご本人の表情を楽しむくらいの余裕をもちたいものです。それから、ご家族の未来の話を控える必要はありませんよ。ご家族の幸せな将来のイメージは、ご本人の希望にもつながります。

第7章 お別れのとき

Sさん妻

希望ですか……。最期を迎えようしている夫でも、希望をもつことができるのでしょうか。

Nさん

ええ。確かに、病気が治る、元気になれる、というような希望ではないかもしれません。しかし、先ほどお話ししたように、ご家族の幸せやお子さんやお孫さんの成長を見守りたい気持ちや、自分がご家族の心のなかで生き続けていたいという気持ちなど、夫として、父として、人間としての希望は、最期までもち続けることができると思います。最期まで痛みなく過ごしたい、ご家族に見守られて逝きたいといった、在宅での療養を選んだご本人の希望が叶えられるように、みんなで応援していきましょうね。

＊ ＊ ＊

　あまり騒がしい環境は好ましくありませんが、誰かがそばにいるという気配は、死への恐怖や孤独感を和らげるようです。ご本人を中心にご家族がベッドの傍らに集まり、最後の日々を過ごしていただければと思います。また、ご本人の反応がなくなってきたからといって、何もわからなくなっているわけではありません。お見舞いにきた親戚や知人に対しては、そのことに配慮していただくようにお伝えするとよいでしょう。

「お別れのとき」の兆候の例

　死が近いときには、以下のようなさまざまな「兆し」が現れることがあります。一つひとつの変化に驚いたりする必要はありませんが、つらい様子はないかどうか確かめながら寄り添っていられるとよいでしょう。

● ものを食べられなくなる。

● 水をほしがる。

● 葬儀など、自分の死後の事柄を気にし始める。

● 横になる時間が長くなる。

● すでに故人となっている家族や知人について語る（お迎え体験）。

● 会話がちぐはぐになる。

● トイレに立てなくなる。

● この世ならぬものを見ているようなまなざしになる。

● 周囲の人にお別れの言葉を口にする。

● 一時的に食欲が戻ったり、意識がはっきりする（中治り現象）。

● 眠る時間が長くなる、無呼吸が現れる。

● 手足が冷たくなる。

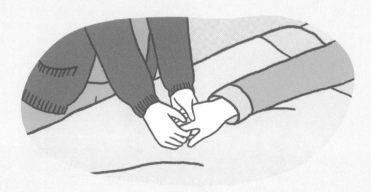

「みんなが集まる日に旅立つわ」

50歳代／女性

　母は80歳、進行した腎臓がんでした。実の娘の私に「介護で面倒をかけて申し訳な
い」と、着替えを手伝う、トイレに付き添う、食事を出すたびに謝っていました。私
としては、「面倒をかけてくれていいのよ、もっとわがまま言っていいのよ」とやさ
しく伝えるのですが、母は変わりませんでした。「介護で迷惑をかけるなら、早く死
んだほうがまし」とまで追い詰められているようでした。訪問看護師さんは、そんな
母の心の痛みを訪問のたびにじっくり聴いてくれていました。でも、特にアドバイス
をしているわけではなかったようです。

　ですが、ある日突然、看護師さんと話している最中に、視線を窓に向け、希望に満
ちあふれた顔になりこう言いました。「おばあちゃんは、この心の痛みを天国までもっ
ていくわ。そう、そう決めたの。そして、家族みんなが集まる日に旅立つわ。準備を
お願いね」と。それからも、「申し訳ない」と介護のたびに謝ってはいましたが、心
は明るく晴れ晴れしているようでした。そして本当に、宣告どおり家族が集まった日
に、皆に見守られるなか、安らかに旅立ちました。

第 7 章

お別れのとき

2

葬儀についての備え

　大切な家族が亡くなったあとのことを考えるのはつらいことですが、やがて訪れる最期のときへの備えや葬儀について、事前に準備しておくことで、そのときを慌てずに迎えられます。なかには葬儀の方法や遺影などについて、前もってご本人の希望を確認しておくご家族もいます。ご本人、ご家族の意向に沿う、願いが叶うような旅立ちとなるように、少しずつ準備できるとよいでしょう。

＊＊＊

Sさん妻

葬儀の内容や希望について、夫に尋ねてもよいものなのでしょうか。亡くなったあとのことを口にしてもよいものなのか、はばかられてしまいます。

Nさん

ご本人は、ご家族が思う以上に、「最期のときが決して遠くない」状況を感じ取っていることが多いようです。これまで一緒に歩んでこられたご家族であれば、亡くなったあとのことについて触れることも、決してタブーではありません。今は、葬儀の形態もさまざまです。むしろ、前もってご本人に確認することで、ご本人、ご家族双方の意向に沿ったお別れの準備ができます。

Sさん妻

そうなのですね。それでは、少しずつ、葬儀のことも尋ねてみたいと思います。でも、具体的にはどんなことを話していけばよいのでしょうか。

Nさん

たとえば、葬儀の種類に関しては、宗教がある場合には、その希望を確認します。そして、葬儀の方法としては、近親者やごく親しい方だけにするか、仕事関係の方にはどなたに連絡するか。参列してほしい人をリストアップしてもらうのもよいでしょう。また、遺影の写真や、喪主、弔辞をお願いする方、旅立ちの際の装いなども、ご家族とご相談しながら事前に決めておきたいという方もいらっしゃいます。

Sさん妻

わかりました。葬儀会社などの準備も必要ですか。どこへ連絡をしたらよいのか、費用がどれくらいかかるのか、見当もつきません。

Nさん

そうですね、葬儀会社についても、事前に情報収集をしておくとスムーズです。もし、ご縁のある宗教者（お寺や教会など）や、地域の有識者がいる場合には、事前に相談するとよいと思います。まったく見当がつかない場合には、地域にある葬儀社紹介センターを介して、葬儀社を紹介してもらうこともできます。こうしたことも、在宅支援チームは情報を持ち合わせています。訪問看護師やケアマネジャーに相談してみましょう。

最期が近づいたときの変化と対応

　最期のときが近づくと、身体からサインが現れます。それはおもに意識の低下（刺激や痛みなどへの反応がなくなる）や呼吸の変化です。こうした兆候（サイン）を初めて目にする場合は、驚き、気が動転するかもしれません。それが自然な変化であることをあらかじめ知っておくと、落ち着いて向き合うことができるようになるでしょう。

最期のときが近づいたサイン

Sさん妻

私も子どもたちも、人が亡くなることに立ち会った経験がありません。そのときひどく痛がったり、苦しんだりしないでしょうか。

Nさん

意外に思われるかもしれませんが、痛みやつらさをしっかり取り除くことで、実はがんの患者さんの最期は、多くの場合とても穏やかで、"息をひきとる"あるいは"眠る"ように、静かにお亡くなりになります。すでに在宅医から聞いていらっしゃるかもしれませんが、自然な死への過程として、無呼吸の時間が増えたり、呼吸が途切れ途切れになったり、肩やあごを動かして、あえぐような動きになったりすることがあります。このとき、苦しそうに見えるかもしれませんが、脳が徐々に低酸素状態となるためご本人は苦しく感じていません。むしろ、すべての苦痛から解放されていますので、声をかけたり手を握ったり足をやさしくさすったりしながら傍らで見守りましょう。反応することが難しくなっているだけで、ご家族の声や手のぬくもりはご本人に伝わっています。呼吸回数が減ると心拍数も減少してやがて息をひきとります。

Sさん妻

そうなのですね。苦しくないのだとわかれば安心です。

Nさん

下顎呼吸（口をパクパクさせるように動かす呼吸）が現れてから亡くなるまでは1～2時間のことが多いのですが、数日のこともあり、亡くなり方はお一人おひとりで異なります。「眠るように息をひきとる」と言うように、文字どおり、普段の生活でちょっとうたた寝をしていると思ったら、息をひきとっていらっしゃった、ということもありますが、いつもの環境のなかで、きっと安らかに最期の時間を過ごすことができたということだと思います。のどの奥のほうでゴロゴロと音がすることもあります（喘鳴）。痰がからんで苦しそうに感じますが、これもご本人は苦しく感じていません。吸引器を用いてもうまく取れないことが通常ですので、顔を横に向けるなどして見守りましょう。

在宅支援チームに連絡するタイミング

Sさん妻

在宅医や訪問看護師さんには、どのタイミングで連絡すればよいのでしょう。

Nさん

目安としては、呼吸が浅くなってきたときに連絡する方が多いのですが、実際に医師を呼ぶのは呼吸が途切れ途切れになったとき、下顎呼吸と呼ばれる、口をパクパクと動かすような呼吸が現れたとき、あるいは息をひきとったときに連絡するなどの場合があります。継続して在宅医や訪問看護師の診察を受けていれば、夜中に旅立たれた場合でも、ご家族でゆっくりお別れをし、朝になってから連絡するということもあります。在宅支援チームの看取りの方針を確認し、ご家族の希望もお伝えして、連絡するタイミングをある程度決めておくとよいと思います。あらかじめ決めたとしても、不安になったら、いつでも在宅医や訪問看護師に相談しましょう。

Sさん妻

緊急事態のときや不安なときには、救急車を呼んだほうがよいのでしょうか。

Nさん

緊急事態と感じて、動転して救急車を呼ぼうとしてしまうかもしれませんね。でも、ここで落ち着いて考えることが大切です。自然で穏やかな在宅での看取りを決意したときの皆さんのお気持ちと、ご本人の希望を思い起こして、在宅支援チームにも連絡し、落ち着いて対応しましょう。そうすることにより、在宅での自然な看取りをすることができるのですから。救急車を呼ぶと、通常、救急隊は心臓マッサージなどの蘇生処置をしたり、警察に連絡したりすることもあり、ご本人の希望とかけはなれた状況になってしまいます。

Sさん妻

そうなのですね。

Nさん

こうした点からも、変化があったときの連絡のタイミングや段取りは事前に在宅医や訪問看護師に確認しておくことが大切です。ご本人は心穏やかに、ご家族や親しい友人・知人に囲まれながら、最期の時間を過ごすことを希望されるかもしれません。ご臨終の瞬間に立ち会うことができないこともあるかもしれませんが、お別れのときを一緒に過ごすことが、ご本人とご家族の心の平穏につながると考えれば、必ずしも臨終の時間に間に合うということにこだわらないという考え方もあります。最期のときをともに過ごすことで、心穏やかなひとときを送ることができると思います。また、ご両親など近しいご家族・ご親戚で看取りが近くなってきていることを伝えきれていない場合は、ある程度意識がしっかりしている間に面会をしていただくと、付き添っているご家族の重荷が下りることもありますし、グリーフケア（悲嘆のケア）＊にもつながるため、そのタイミングがわからない場合はぜひ担当の医療者（在宅支援チーム）と相談をしてください。

＊グリーフケア（悲嘆のケア）：P197 参照。

第 **7** 章 お別れのとき

お別れのときにできること

Sさん妻

亡くなったときに私たちができることはなんでしょうか。

Nさん

そうですね。これまでの人生、闘病、仕事、ご家族へ向けてくれた愛情などに感謝のお気持ちを込めて、労いの言葉をかけて差し上げましょう。そして、もしベッドの背もたれが上がっていれば下ろし、ご本人を仰向けにして枕もとを整えます。目が開いていれば閉じ、はずしてあった義歯があれば口に入れます。下顎が下がって口が開いているときは、小さなタオルを丸めてあごの下に入れるか、枕を少し高くして口を閉じるようにしましょう。衣服や寝具を整え、周辺を片付けるなどして、落ち着いてお別れができるような環境を整えましょう。看護師などが立ち会っていれば手を貸してくれると思いますが、これらはご家族が行える最後のご本人へのケアですので、ご家族が声をかけたり、さすったりしながら無理なく可能な範囲で行っていただけるとよいと思います。

Sさん妻

亡くなったあとは、どうしたらよいのでしょうか。

Nさん

最初に必要なことは、医師にご本人の死亡を確認してもらい、死亡診断書を書いてもらうことです。ご家族だけで看取られた場合でも、在宅医、訪問看護師に連絡し、亡くなられた時刻をお伝えしましょう。継続して在宅医の診察を受けていて、病気の経過による死であることが明らかであれば、警察が入ることはありません。

Sさん妻

わかりました。

Nさん

その後、看護師などと一緒に、ご本人の体をきれいにし、着替えをします。ご家族の手で行うとご本人が喜ばれるかもしれませんね。タオルと温かいお湯を準備して全身を拭き、希望があれば洗髪し、ひげ

そり、顔そりなどをします。旅支度として、ご本人が好きだった服装やご家族が望む服装に着替えます。着物や白装束にこだわる必要はありません。今は、口や耳などに脱脂綿を入れることもほとんどありません。床ずれ（褥瘡）や傷、ストーマ（人工肛門）などがある場合には、看護師に手当の方法を相談しましょう。整髪し、お化粧をして、ご希望があれば胸の上で手を組みます。これらのケアを葬儀会社が行うこともあります。

葬儀会社に連絡するタイミング

Sさん妻

葬儀会社には、いつ連絡をしたらよいのですか？

Nさん

医師に死亡診断書を書いてもらったあとに連絡するのが一般的です。葬儀会社の方は、死亡診断書があるかどうかをご家族に尋ねます。死亡診断書が手元にまだない状況でも、葬儀の段取りなどの打ち合わせだけでも行う場合があります。医師や葬儀会社に確認しましょう。葬儀会社の方は、死亡診断書を確認したあとに、ご本人のお体を移動したり、お着替えをしたりできるようになります。葬儀は、ご本人が旅立たれたあと、遺されたご家族が歩み出していくために必要な儀式とも言えます。予算と相談をしながら、無理のない範囲で準備を進めましょう。

＊ ＊ ＊

　あらかじめ状態の変化について耳にしていても、急激な身体の変化を目の当たりにして動転してしまい、落ち着いた環境で看取りの時間を過ごせないということはよくあります。ご本人とご家族が心穏やかに過ごせることが、この時期には一番大切なことです。在宅医や訪問看護師から、臨終に際してどのような変化が起こるのかについて聞いておいたり、立ち会うほかの家族や親族とも共有しておくと、落ち着いて穏やかな時間を過ごすことができるでしょう。

第7章

お別れのとき

予期しないことが起こる可能性もあることを知っておく

　がんの患者さんの多くは、たいていの場合、穏やかな最期のときを迎えます。しかし、体が衰弱した時期には急に具合が悪くなったりするなど、予期しないことも起こりえるため、こうした可能性を念頭に置いておくことも必要です。たとえば、急な出血や息苦しさ、けいれんや意識の低下などです。在宅医や訪問看護師に連絡して、いつから、どのような症状があるのか、意識はどうかなどを伝えたうえで、今後どのように対処すればよいかについて説明を受けましょう。

　病状について、予測できる範囲の出来事であれば、今後なんらかの処置や対応が必要であるか、医療機関を受診したほうがよいかなど、確認しておくとよいでしょう。ご本人が安心できるよう誰かが傍らにいて、楽な姿勢をとらせたりしてあげながら在宅医や訪問看護師などのスタッフを待って、診察を受けることもあります。

ご家族の体験談

在宅療養のご褒美は、
孫娘が施したエンゼルメイク

60歳代／女性

　85歳の母は、肺がんで亡くなりました。私と孫3人で手をつなぎ合い見守るなか、静かに息をひきとりました。息が止まった時間を先生に連絡すると、間もなく到着し死亡確認をしてくださって、看護師さんと一緒に洗髪し、身体を拭き、大好きだった訪問着に着替えました。そして、看護師さんの勧めで20歳代の孫娘が死化粧を行うことになりました。

　眉毛を整え、ファンデーションをきれいに塗り、アイライン、チーク、口紅と進めていくと、母が生き生きと蘇ったようになりました。肺がんとわかってから、血色も悪くつらそうだったけれど、最期のお別れの顔を見るたびにすべての苦痛が吹き飛んでいったように感じました。父のときは、病院で亡くなり、家族は病室の外でケアが終わるのを待っていました。在宅で、亡くなったあとのケアを家族が一緒にすることで、こんな素敵なプレゼントが待っていました。

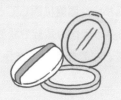

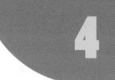

大切な人を失ったご家族へ

お別れのあと、ご家族に起こる
心と体、生活の変化に向き合う

　大切な人を失ったご家族の悲しみは、たいていの場合、なかなかすぐに拭い去れるものではありません。現実の感覚がなくなったように思えたり、悲しんだり、疲労感などで、体の不調を訴える方もいます。また、大切な人が永遠にいなくなったことで、家族の生活も変化するでしょう。悲しんだり、疲労感を覚えたりしながらも、現実には日常生活の変化に対応していくことが必要になります。遺された親しい人同士の語らいの場や、同じ思いを抱きながら過ごした方からのメッセージが参考になることもあります。

＊ ＊ ＊

Sさん妻

各方面への連絡や手続き、葬儀などで慌ただしかったせいか、夫がもういないという実感がなかなか湧きません。

Nさん

そうだったのですね。実は、大切な人を失ったときには、実感が湧かないとか、現実感がないように思われたりすることは、よくあることなのです。

Sさん妻

今のような心のありようが、普通によくあることなのですか。心身ともに疲れているはずなのによく眠れず、体のだるさが続いています。

Nさん

どうかご無理なさいませんように。大切な人を失ってからしばらくの間、さまざまに気持ちが揺れ動くのは自然なことです。無感覚になったり、怒ったり、悲しんだり……。でもその一方で、現実の生活を送るなかで、今までご本人がやってくれていた諸手続きを代わりにやることで新しいことに気がとられたり、日常の家事に集中したりと、ご本人のことを少しの間、忘れる時間もあるかもしれません。でも、そんな日常を送っていても、また悲しくなったり寂しくなったりと、気持ちは目まぐるしく変わることもよくあります。このような状態の繰り返しがしばらく続くことはあります。

Sさん妻

そうなのですか……。

Nさん

大切な人を喪失する体験によって起こる、さまざまな心理的・身体的症状を含む情動的（感情的）反応を「グリーフ」と言います。日本語では「悲嘆」と訳されていますが、実際の意味はもっと広く、身体や感情、認知、精神、行動面に影響をきたすことで現れる、あらゆる「反応」を指します。

グリーフとは:
大切な人の喪失体験によって一身上に現れるあらゆる「反応」

身体的症状	精神的症状

| 息切れ | 食欲低下 | 吐き気 | | 集中力低下 | パニック | 混乱 |

動悸　めまい

怒り　悪夢

下痢　便秘

ですので、不眠やだるさなど、体の不調も「グリーフ」のひとつだと考えられます。ほかにも、身体的な症状としては、胸がしめつけられる感じや動悸、息切れ、めまい、食欲低下や吐き気、便秘や下痢、脱力感などを自覚される方もいます。また、精神的な症状として、集中力の低下、パニック、混乱、怒り、悲しい夢や悪夢などが現れやすいようです。気になる症状があれば医師に相談し、最近、大切な人を亡くしたことに基づく「グリーフ」によるものなのか、治療が必要かどうかを含めて今後なんらかの対応をしたほうがよいのか、確認することが重要です。これまで診療を受けていた医師や、がん患者さんやご家族の心の支援を専門にする医師（精神腫瘍科、精神神経科、心療内科など）、緩和ケア医、心理士などに相談することができます。

そうですか。いつまでもこのような状態が続くのでしょうか。

大切な人を亡くして、気持ちだけではなく身体にも影響が出てきているのかもしれませんね。ほかに動悸や脱力感、また、集中力の低下などを感じることはありますか。

動悸や脱力感とまではいきませんが、なんとなくだるいですね。また、一人でいると、ぼーっとしてしまうこともあります。

そんな状態が続いてつらいようであれば、医師に相談してみるのも一つですね。医師に大切な人を亡くしたこともよく話し、心身の状態が少しでも楽になるように助けを求めてもよいと思います。もちろん、医師だけではなく、看護師を含むほかの医療職、ご家族や親しい友人なども助けになります。今までの療養生活を振り返って、身近な人たちとご本人のことを話していると、気持ちも楽になるかもしれません。

第7章 お別れのとき

Sさん妻

そうですか……。実は、もう一つ不安なことがあります。夫という大黒柱を失って、娘と2人になりました。長男は独立していますし、娘もいずれ結婚して家を出るでしょう。いくつまで生きられるかわかりませんが、経済的なことや私自身の健康など、今後の生活に少し不安を感じます。

Nさん

そういうお気持ちになってしまうのも、無理のないことです。これまで社会的、経済的、精神的にご主人の存在が大きかった場合、ご主人が亡くなったあとの生活に不安を抱くのは当然です。ご家族自身のこれからの生活について少しずつ考えていく必要があります。新しい生活をこれからどうつくっていくか、周りの人の力も得て心と体の状態を整えながら、考えていきましょう。現実に少しずつ慣れていくこと、小さなことでも少しずつ受け入れていくことが、これからの生活になじむ大切な第一歩になります。

　大切な人を失った悲しみは、精神面、身体面、社会面などに広く影響を与えますが、それらはごく自然なことです。次にご紹介する「グリーフケア（悲嘆のケア）」は、新しい生活をつくっていく家族のためのケアです。ぜひ参考にしていただきたいと思います。

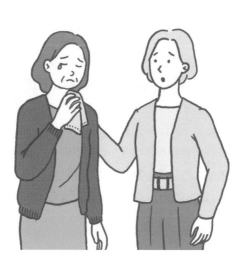

グリーフ（悲嘆）と向き合い、自分らしい生活リズムへ

　グリーフ（grief：悲嘆）とは、「大切な人やものを失ったことによる反応」と言われています。大切な人を失った人が新しい生活をつくり、それに慣れていくことを支える取り組みが「グリーフケア」です。自分らしい生活を取り戻したり、新しい日常に慣れ親しんでいったりするには、グリーフケアの考え方が参考になります。

＊＊＊

Sさん妻

最近は、急に悲しくなったり、怒りがこみ上げてきたりで感情の起伏が激しく、自分でコントロールできません。周りには申し訳ないと思うのですが……。

Nさん

大切な人を失ったとき、遺された人は、怒りや悲しみなどのさまざまな感情を抱くことがあります。このような感情は、ジェットコースターのように激しく変化し、自分でもどうすることもできないと感じることも少なくはありません。でも、これはごく自然なことです。ですが、そんな感情をもちながらも、同時にもう大切な人がいないという現実のなかで、ご家族自身の新しい生活を始める必要があります。

Sさん妻

それはそうかもしれませんが、いつまでこんな気持ちの状態が続くのでしょうか。

Nさん

それは、人によってさまざまですが、こうした悲しみの気持ちは一般的に月や年の単位で続くと言われています。また悲しんだり、嘆いたりしながらも、実生活は進んでいきます。そんな時間の経過とともに、次第に悲しみの感情や生活そのものも変化していくと言われています。

Sさん妻

夫がもうこの世にいないことを嘆いても、どうしようもないことは理解しています。今は、とてもつらい。こんな気持ちのまま、自分自身の生活に気持ちを向けることはなかなかできないように思います。この気持ちのままに流されてよいのかどうか、わかりません。

Nさん

つらい気持ちは、無理して押しとどめることはありません。どうぞお話しください。一番悲しみが癒やされるのは、どういうときだと思いますか。

Sさん妻

悲しみの 源 である夫の存在をきれいさっぱり忘れたときでしょうか。……もちろん、違いますよね。

Nさん

そうですね、ご主人の存在を無理やり忘れようとしても悲しみは癒やされないと思います。むしろ、喪失や悲しみに遭遇するたびに、「忘れよう」「考えないようにしよう」と避け続ける道を選んでしまうと、現実に向き合うことが難しくなってしまうこともあります。喪失による苦痛を乗り越え、充実した生活を送ることができるようになったという方のお話を聞くと、「大切な人が自分のなかで存在し続ける、と考えるように心がけた」ということをよくおっしゃいます。大切な人との関係性を、目に見える「身体的な存在」から、目に見えない「心の絆で結ばれている存在」として自分のなかに刻み込まれているようです。だから、実際にひとりでもあまり寂しさを感じないそうです。

Sさん妻

そんなものでしょうか……。

Nさん

そういう話を聞けば、思い出すとつらくなるからと、大切な人との思い出をいつまでも封印し続けたりしなくてもよいことがわかります。また、グリーフに対処することによって、人間の命には限りがあるということに改めて気づき、その現実を受け入れたうえで、最も大切な人々との関わりや、大切な計画を優先し、残された時間を有意義に活用しようと考えることもあるでしょう。こうして、喪失による悲しみから、新たな生活、人生に歩み出していけるようになるのではないでしょうか。

グリーフケア、グリーフワークのかたちは人それぞれ

Sさん妻

グリーフワークという言葉を聞いたことがありますが、今おっしゃったようなことがグリーフワークでしょうか。亡くなった夫との関係を見つめ直したり、新しく築いたりすることが……。

Nさん

はい。お別れから間もない今はまだ難しいかもしれませんね。でも、いつかご本人との思い出を温かく感じ、ご本人を身近に感じることのできる日がくると思います。そして、周囲の人たちの助けも得ながら、ご家族の日常生活にも落ち着きと楽しみを感じられるようになるときがやがてやってくると思います。ご本人は亡くなってしまったとしても、ご家族の大切な人であることには永遠に変わりありませんから。

Sさん妻

そうですね。でも、自分一人ではどうしたらよいかわからないと思ったときに、頼れるところはあるのでしょうか。

Nさん

最近は、グリーフケアに積極的に取り組む医療機関や支援団体が増えています。お住まいの地域のがん診療連携拠点病院にあるがん相談支援センターに問い合わせてみるのもよいでしょう。あるいは、誰かと一緒にいるよりもひとりでじっくり向き合ったほうが自分には合っていると思えば、それでもよいのです。グリーフケアにもいろいろなかたちがあります。

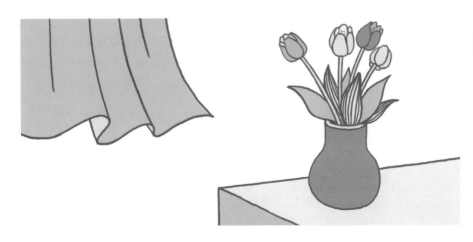

Sさん妻

グリーフに向き合うことの大切さは、なんとなくですが、わかったような気がします。具体的に何をすればよいのでしょうか。

Nさん

まずは、ご自分の気持ちと静かに向き合ってみませんか。それが難しければ、ご自分の心のうちを親しい人に話してみてください。喪失による痛みや苦しみと対峙することによって、今まで気づかなかったご自身の感情や願いがみえてくることがよくあります。また、ご自身の感情の変化に気づいたり、見つめ直したりするきっかけにもなり、これからの問題や悩みに対しても方向性を見失わないで、落ち着いて対処することができるでしょう。

Sさん妻

心の痛みや苦しみから逃げず、常に向き合い続けることで、いずれ悲しみが癒やされ、立ち直れるということですか。

Nさん

「常に」というのは、ちょっと難しいかもしれません。いくら痛みや苦しみに向き合うといっても、いつも振り返ったり思い出したりし続けることはつらいですし、普段の生活のなかでのバランスを考えても現実的とは言えないかもしれません。

Sさん妻

確かにそうですね。

Nさん

「いつも」ではなく、「時々」グリーフに向き合うのがよいと言われています。たとえば、悲しみや不安といった感情に目を向けるときもあれば、それ以外の時間には家事や仕事といった日常の作業に集中するときもあります。そうした時間も、グリーフと向き合う間には、心の痛みや苦悩から一時的に解放され癒やしを与えてくれるひとときになるかもしれません。また家事や仕事は、自分の内面ではなく"外に向かう"営みですから、外の世界への適応の度合いを知ることもできます。大切なのは、「感じる」という内省的な作業と、「行動する」という外に向かう作業のバランスです。

Sさん妻

そのような試みを続けていくことにより、亡くなった夫との新たな関係性、新しい世界をつくり上げていくということですね。

Nさん

グリーフワークは、遺された人がそれぞれに新しい世界を求めて踏み出す旅のようなものです。二度とスタート地点に戻ることはありません。そして、新しい世界の探索は、その人自身がこの世を去るまで続くと言えます。なぜなら、人生は出会いと別れの連続で、別れのたびに大切な何かを失った世界と折り合って生きていかなければならないからです。グリーフワークという旅の途中にはさまざまな選択の場面がありますが、選ぶのはご自身です。その時々で新しい価値観や知恵、生きがいを見つけ出すことができれば、喪失の体験は失うことばかりではないと感じることができるかもしれません。

Sさん妻

グリーフワークがうまくいかない場合、たとえば、つらい気持ちが続いたり、心の痛みが治まらなかったり、なんの感情ももてなかったりしたとき、どうすればよいのでしょうか。

Nさん

確かに、悲しみや苦しみとの向き合い方がわからず、先に進めず堂々めぐりをしているとお感じになる方もいます。心痛や苦悩が高じて「消えてしまいたい」「何もかも嫌になった」という否定的な気持ちをもってしまうこともあるかもしれません。こんなときには、無理は禁物です。早めに身近な人や医療関係者に相談してください。

Sさん妻

つらいときには頼ってもよいのですね。

Nさん

もちろんです。それに、グリーフワークは、一人だけで行う必要はありません。同じつらさや寂しさを共有しながら、支え合うことができる人が近くにいるかもしれません。ご自分の周りにいる人たちへ目を向け、お互いの気持ちを伝えたり、受け取ったりすることで癒やされることもあるでしょう。もし嫌でなければ、ご家族や友人・知人と思い出話をするお茶会や食事会を、定期的に催すのもよいと思います。

* * *

グリーフケアの重要性はよく知られており、今後さらに普及していくと考えられます。医療機関や遺族会などでも熱心にグリーフケアに取り組んでいるところもあるので、ご自身の周りで調べてみるとよいでしょう。

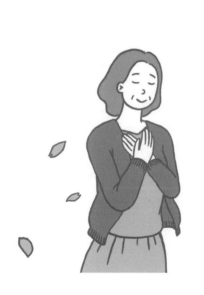

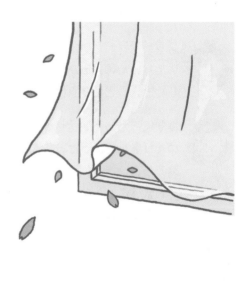

大切な人を失ったご家族へ

神奈川県 40歳代／女性

　私は、10歳代、20歳代で両親、祖父母、そしてつらい時間をともに支えてくれた親や姉のような大切な友人を次々と失くしました。命には限りがあると頭ではわかっていても、大切な人が目の前からいなくなり、触れることができない、声を聞くことができない日常は耐えられない苦しさです。

　周囲の方が心配し、善意でかけてくださる言葉にも耳を塞ぎたくなりました。涙の量が決まっているなら、もうとっくに使い果たしたはずだと何度も思いました。

　長い時間が経過しても、その思いは消えるわけではなく、今でも風が吹くように突然襲ってきます。ほかに代わりがきかないたった一人の人です。大切な人を失くしたその思いは、癒えることはないのかもしれません。

　ですが、人生で、こんなにも大切だと思える人と出会えたこと、時間をともにしたことに感謝し続けたいと思います。苦しさも涙も、心から大切な人であった証です。

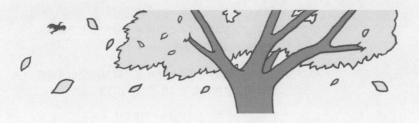

妻が教えてくれたこと

50歳代／男性

　私が妻を亡くしたとき、2人の娘はまだ小学校と幼稚園に通っていました。妻がいなくなり、私は途方に暮れることもありましたが、仕事や家事に、子育てにと、とても忙しい時間を過ごすことになりました。ああ、この料理はどうすればよいのだろう、娘たちとはどうコミュニケーションをとればよいのだろうなどと、迷うことは多々ありましたが、妻が教えてくれたことを思い出しては、なんとか今までやってくることができました。今年、末の娘も成人を迎えます。以前妻がよく作り、今では私の得意料理となった栗ごはんで、末娘の20歳の誕生日を祝いたいと思います。

第7章 お別れのとき

大切な人を送ったあと

東京都 60歳代／女性

　私は24時間、娘を中心に生活していました。喪失感とともに自分も生きていること
を忘れてしまいました。毎日、娘の所に行きたいと願うことしかできず、普段から心
のケアをしていても、悪魔は一瞬の心の隙をついて襲いかかってくるのです。
　私はこの悪魔を心に入れないために、

| 生前 | ● 娘は最後まで諦めずに闘った。 |
| | ● 私は娘を何よりも優先して、ともに闘った。 |

見送り後
　● もう娘のぬくもりはないけれど、あの子の望むことを一
　　番に優先してきたことを変えてはいけない＝命を絶つこ
　　とばかり考えている場合でない。どんなに悲しくてもつ
　　らくても親としてあの子の希望を叶えてあげたい。

そう毎日願いました。そして今は、

　● ピンクリボンアドバイザーの資格を取り、個人で乳がん
　　検診の大切さを伝えています。

　● がんセンターでの外来ボランティア・グリーフケア傾聴
　　ボランティアに参加させていただいています。

　私は、100人のお別れがあれば100通りの悲しみ・苦しみがあると思います。正解
はなく、課題はたくさんあると思います。どのようなかたちでも、携わることができ
れば幸いです。

在宅療養に役立つ
介護用具・医療機器

> ＊ ………… 介護保険を利用してレンタルできます。
> ＊＊ ……… 介護保険を利用して購入できます。
> ＊＊＊ …… 医療機器のため、介護保険の対象にはなりません。

▶ 介護用ベッド ＊
背上げ機能やベッド自体の昇降機能のあるベッド。マットレスやサイドレール（ベッド柵）などの付属品も一緒にレンタルできます。

▶ 褥瘡（床ずれ）予防用具 ＊
エアマットレスやウレタンマットレスなど。圧を分散して床ずれを予防します。

▶ 体位交換器 ＊
体位交換の際に使用するマットやパッドのことです。

▶ 移動を助ける用具 ＊
車いす、歩行器、歩行補助杖。車いすを借りるときは、クッションなど車いすと一体になって使うものも付属品としてレンタルできます。

▶ ポータブルトイレ ＊＊
ベッドサイドに置いて使用する簡易トイレです。

▶ 口腔ケアに必要な物品
ガーグルベースンや洗面器（うがいのあとに吐き出す容器）、やわらかめの歯ブラシ、粘膜用スポンジブラシなどがあると役立ちます。

▶ その他

状況に応じて、吸い飲みや吸い口コップなど水分を摂るための容器、使い捨て手袋、尿取りパッド、オムツ、防水シートなどがあると便利です。

▶ 痰の吸引器 ＊＊＊

のどにからまった痰を陰圧で吸引します。取扱業者からレンタルまたは購入することができます。

▶ 酸素濃縮器／酸素吸入器 ＊＊＊

酸素を補給するための器械。医師の指示のもとに取扱業者からレンタルします。

※介護保険で借りたり購入したりできる用具については、条件が細かく決まっているため、レンタルや購入の前によく確認しましょう。
※介護用具や医療機器のレンタル・購入の際は、まず、ケアマネジャーや訪問看護師に相談しましょう。

お役立ち情報❷

在宅療養に関わるお金の話

在宅療養の費用

　在宅療養の費用は、おおまかに「医療費」と「介護費」の2つに分けられます。医療費には、在宅医の訪問診療、訪問看護の費用など、介護費には訪問介護、介護用具にかかる費用などが含まれます。

　在宅での生活の維持において、訪問による医療や看護は欠かせないものです。訪問回数の増加や医療用麻薬の薬剤費など、手厚い医療や看護が必要になるにつれ、かかる費用は増し、一般的に亡くなる時期に高額になる傾向にあります。

医療費について

　訪問回数や行った医療行為の費用を一つひとつ積み上げていく出来高制で医療費を算出する場合と、一定の回数の訪問診療などを条件に「在宅がん医療総合診療料」として定額で算出する場合があります。公的医療保険により、入院治療でかかる医療費と同様に、患者さんの自己負担分は一定（1〜3割など）に設定され、高額療養費制度で1か月に支払う上限額も定められています。

　院外処方で医療用麻薬などを使用する場合は、別途薬剤費がかかります。医療機関ごとに自己負担額まで一時的に支払う必要がありますが、高額療養費として合算の対象となり、申請することで約3か月後に還付されます。

介護費について

　一般的に介護保険は65歳以上の高齢者が対象ですが、40歳以上でがんの治療が難しくなり介護が必要な場合など、特定の疾病や条件に該当する方は65歳未満でも利用可能です。介護保険の自己負担分は1割で、要介護度（要介護1〜5）によって給付限度額が異なります。

	医療費	介護費
公的保険の対象となるものの例	訪問診療（定期的な訪問）、訪問看護、往診（突発的な病状の変化に対しての緊急的な訪問）、注射などの医療処置、薬代、酸素濃縮器／酸素吸入器のレンタル	訪問介護、介護用具（貸与、購入）、住宅改修など ※給付限度額を超える分は自費となります。
自費となるものの例*	痰の吸引器や吸引チューブなど、訪問診療や訪問看護の際の交通費	吸い飲みや吸い口コップ、ガーグルベースンなど口腔ケアに必要な物品、使い捨て手袋、防水シート、オムツ（市区町村や介護度によって補助制度あり）など

＊：お住まいの地域や病状などによって、助成や補助が受けられる場合があります。

詳しく知りたいときには

　費用について詳しく知りたいときには、医療費については在宅医や訪問看護師、そのなかでも薬剤費については薬剤師、介護費についてはケアマネジャーに尋ねましょう。また、医療ソーシャルワーカーに相談することもできます。医療ソーシャルワーカーは、社会福祉の視点から、ご本人やご家族の抱える心理的・社会的な問題の解決・調整、社会復帰の促進を支援しています。また、がん診療連携拠点病院のがん相談支援センター（P20）でも相談することができます。

在宅支援チームを構成する
職種と相談窓口

在宅支援チームを構成する職種

在宅療養中の患者さんと家族を支える在宅支援チームは多様なメンバーで構成されています。各職種がそれぞれの専門性を発揮すると同時に連携し、その方らしい穏やかで自然な最期が迎えられるようサポートします。

▶ 在宅医（在宅療養支援診療所などの医師）
定期的にご自宅を訪問し、急変などの緊急時には電話や往診で対応します。また、がんの専門的な治療を行った病院の担当医と連携し、必要に応じて再入院などの手配を行います。

▶ がんの治療を行った病院の担当医
治療や身体の状態に異変があったときなどに、在宅医と連携して対応します。

▶ 歯科医・歯科衛生士
歯や口のケア、合わなくなった義歯の調整、虫歯の治療などの相談に対応します。

▶ 訪問看護師（訪問看護ステーションの看護師）
在宅支援スタッフの要として、在宅医やケアマネジャー、ホームヘルパーなどと連携して、病状の確認、医療処置や医療相談、療養の世話などを行います。緊急時の対応とともに、患者さんと家族の心身のケアにあたり、介護指導も行うことで家族ケアの中心の役割を担っています。

▶ 保険薬局の薬剤師

薬の説明をしたり、使用法や副作用に関する相談に対応したりします。在宅支援チームの薬剤師は、自宅まで薬を届け、服薬指導を行うとともに、患者さんの服薬状況をチェックし、場合によっては在宅医に処方変更の提案なども行います。日本在宅薬学会による「在宅療養支援認定薬剤師」の認定を受けた薬剤師も活躍しています。

▶ 管理栄養士（在宅訪問管理栄養士）

食事や栄養に関するさまざまな相談に対応します。日本栄養士会・日本在宅栄養管理学会による「在宅訪問管理栄養士」の認定を受けた管理栄養士も活躍しています。

▶ 理学療法士・作業療法士

日常生活を送るうえでの基本的な動作の回復や、機能低下の予防を図ります。また、痛みを和らげる体位の保ち方や、介護する側・される側にとって負担の少ない体位交換や移動の方法を指導します。

▶ ケアマネジャー

介護保険を利用する場合に、在宅療養でどのような支援を受けられるか、患者さんや家族と一緒にサービス計画書（ケアプラン）を作成します。介護支援専門員とも呼ばれています。

▶ ホームヘルパー

患者さんの自宅を訪問し、日常生活の介護や買い物、掃除などの援助を行います。訪問介護員とも呼ばれています。

▶ 福祉用具専門相談員

患者さんの体の状況や家庭の環境に合った福祉用具を、患者さんや家族が選ぶのを援助し、福祉用具についてのさまざまな相談に対応します。

在宅療養の相談窓口

在宅療養に関するおもな相談窓口です。

▶ 地域包括支援センター

在宅療養に関するさまざまな制度の利用や福祉の相談に対応しています。各市区町村が公的に設置している施設です。

▶ がん相談支援センター

がん診療連携拠点病院のなかにあり、がんの治療と療養についてのあらゆる相談に応じています。在宅療養に関することも相談可能です。

▶ 市区町村の窓口

医療や介護に関する助成制度の申請や相談などに応じています。

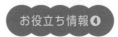

信頼できる情報源

インターネットで情報を検索する際に、信頼できる情報源をまとめました。

がんに関する総合的な情報

国立がん研究センター「がん情報サービス」

がんについて、病気や治療の流れ、医療機関や緩和ケアに関する情報など、信頼できる情報をわかりやすくまとめたウェブサイトです。

医療機関・相談窓口の情報

▶ 相談先・病院を探す

「がん情報サービス」＞ 相談先・病院を探す

- ● 全国のがん診療連携拠点病院や小児がん拠点病院
- ● 全国のがん相談支援センター
- ● 全国の希少がんの専門病院

などを病名やお住まいの地域から検索することができます。

▶ 地域のがん情報を探す

「がん情報サービス」＞ 制度やサービスを知る ＞
地域のがん情報

各都道府県が提供している情報を中心に、ウェブサイトや冊子で公開されている各地域のがんに関する情報がまとめられています。

お金に関する情報

「がん情報サービス」＞ 制度やサービスを知る ＞
がんとお金

がんの治療にかかるおもな費用、利用できる経済的支援制度とその相談窓口についてまとめられています。

がんの在宅療養に役立つ情報

地域におけるがん患者の緩和ケアと療養支援情報
普及と活用プロジェクト「がんの在宅療養」

がんの在宅療養に関する情報を、患者さん、ご家族、医療・介護従事者向けに提供しています。本書のウェブ版もこちらから閲覧できます。

在宅がん療養財団「在宅がんウィット」

がん患者さんとそのご家族が、在宅で療養する際に役立つ情報をQ&A形式で多数掲載しています。

国立がん研究センター 中央病院 看護部
「生活の工夫カード」

外来通院の患者さんが生活上で実際に不便に感じた事柄に対して役に立つ、さまざまな工夫をコンパクトにまとめたカードを閲覧できます。

日本癌治療学会「患者・市民の皆さま」

がん治療と新型コロナウイルスやワクチンに関する、一般の方向けのQ&Aなどを掲載しています。市民公開講座の情報も得られます。

医薬品に関する情報

▶ 処方された薬についての情報を探す

くすりの適正使用協議会「くすりのしおり」

病院や診療所で処方されるさまざまな医療用医薬品の情報を検索することができます。

▶ 薬の使い方や副作用への対応などの情報を探す

医薬品医療機器総合機構（PMDA）
「一般の方におすすめのコンテンツ」

医薬品や医療機器に関する情報、副作用への対応に関する情報、それらの相談窓口などについて調べることができます。

就労に関する情報

▶ がんと就労にまつわる情報を探す

「がん情報サービス」＞ 制度やサービスを知る ＞
がんと仕事

がんと就労にまつわるさまざまな情報を Q&A 形式でまとめた「がんと仕事の Q&A」を閲覧することができます。

▶ 両立支援に関する情報を探す

厚生労働省「治療と仕事の両立支援ナビ」

がんに特化したサイトではありませんが、利用可能な支援制度の説明や、仕事と治療の両立に関するイベント情報などを掲載しています。

補完・代替療法に関する情報

厚生労働省「『eJIM』(「統合医療」情報発信サイト)」

民間療法や統合医療、サプリメントなどをはじめとする補完・代替療法について、エビデンス（科学的根拠）に基づいた情報を紹介しています。

医薬基盤・健康・栄養研究所
「『健康食品』の安全性・有効性情報」

食品・食品成分（栄養素や健康食品）に関する安全性や有効性について、エビデンス（科学的根拠）に基づいた情報を紹介しています。

AYA世代・妊孕性（妊娠・出産）に関する情報

▶ AYA世代のがんに関する情報を探す

「がん情報サービス」＞ AYA世代の方へ

AYA世代とは15歳〜30歳代の思春期・若年成人世代のことです。AYA世代のがん患者さんに特有の課題や対策について紹介しています。

▶ がんの治療と生殖機能への影響に関する情報を探す

「がん情報サービス」＞ 症状を知る／生活の工夫 ＞ 妊孕性（にんよう）

がんの治療は時に生殖機能に影響を及ぼすことがあるため、将来子どもをもちたいという希望や、もつ可能性がある場合に必要な知識や対応について紹介しています。

患者会・患者支援団体に関する情報

▶ 患者会や患者支援団体を探す

「全国がん患者団体連合会（全がん連）」

全がん連はがん患者団体の連合体組織で、全国の多くの患者会が加盟しています。加盟している患者会や支援団体を検索することができます。

がんや在宅療養に関する用語集

「がん情報サービス」＞ 資料室 ＞ がんに関する用語集

がんに関連したさまざまな用語（医療の専門用語や在宅療養に関連する語を含む）をわかりやすい言葉で解説しています。

神戸医療産業都市推進機構「がん情報サイト」＞
PDQ®日本語版 がん用語辞書

PDQ® は、米国国立がん研究所（NCI）が配信している世界最大のがん情報データベースです。がんに関連する用語を、日本語と英語のそれぞれから検索できます。

こちらでも用語を検索できます

　本書の全文を掲載しているウェブサイト「がんの在宅療養」（地域におけるがん患者の緩和ケアと療養支援 普及と活動プロジェクト）内にもがんの在宅療養に関する用語集があります（本書に登場する主要な用語の検索ができます）。併せてご活用ください。

その他: サポーティブケア（支持医療）・地域での相談窓口に関する情報

日本がんサポーティブケア学会

がん患者さんに必要な「支持医療（サポーティブケア）」について学術的な活動を行っています。治療や療養のあらゆる時期において起こりうる、身体や心のさまざまな症状に対して質の高い医療やケアを届けることを目指しています。

日本癌治療学会「がん医療ネットワークナビゲーター」

地域でがん患者さんやご家族に、がん診療情報や医療サービス情報を提供したり、がん診療連携拠点病院への橋渡しをする、身近ながんの相談人材です。研修を受けたナビゲーターの養成が進められています。

その他: 電話やチャットでの相談窓口

国立がん研究センター「がん情報サービスサポートセンター」

がんに関する心配ごとや知りたい情報を、どなたでも電話やチャットで相談できます。がん患者さんやご家族に必要な情報について「がん情報サービス」の内容を中心に入手することができます。また、がんの情報や支援の方法について相談することができるお近くの「がん相談支援センター」に関する情報を得ることができます。

がん電話相談

0570 − 02 − 3410
（ナビダイヤル）

受付時間：平日 10 時〜 15 時
（土日祝日、年末年始を除く）

相談は無料ですが、通話料金は利用される方のご負担となります。海外発信の電話は受け付けていません。

がんチャット相談

登録不要、匿名、相談料無料でスマートフォンやパソコンから相談が可能です。

受付時間：平日 12 時〜 15 時
（土日祝日、年末年始を除く）

※本書に記載されている情報・ウェブサイト（2 次元コード）はいずれも 2024 年 4 月時点のものです。

　本書『がん患者さんとご家族をつなぐ 在宅療養ガイド』では、がんを患って
もその人らしい生活リズムを保ちながら、今までどおり住み慣れた場所で穏やか
に過ごすためのさまざまなヒントや助けがあることをご紹介しました。

　がんと診断されて間もない時期には、これからのことを見通すことは難しいか
もしれません。病状によっては、いずれ最後の時期を迎えることを受けとめるこ
とがつらいかもしれません。でもそのときは、住み慣れたところで、ご家族や親
しい方とともに、これまで生きてきた人生の歩みを振り返ったり、まとめたりす
る時期なのかもしれません。
　人生を振り返ってみたり、まとめてみたりすることは、時に大変なことでもあ
り、一方で素晴らしいことでもあるでしょう。

　ご家族や周囲の方は、これまでのご本人との関わりが強ければ強いほど、関係の
変化にとまどったり、つらさや無力感などを感じたりすることがあるかもしれませ
ん。日々の生活はとても忙しくなるかもしれません。さまざまな気持ちや生活上の
変化を通じて、大切な人をその時々で想うこともあるでしょう。そして大切な人は、
これからも家族の一員として心のなかでずっと生き続けるのかもしれません。
　そのようなご本人とご家族の歩みを私たちは応援したいと思います。

　ご本人とご家族、ご遺族の方々が、その人らしい暮らしを維持しながら、一
日一日を大切に過ごしていただけるように、全国各地で少しずつ着実に支援の輪
が広がってきています。

　この本が、日々の過ごし方を考えているご本人やご家族、大切な人を失ったご
遺族の皆さまを支えるガイドとして、お役に立つことができれば幸いです。

「地域におけるがん患者の緩和ケアと療養支援情報 普及と活用プロジェクト」
プロジェクトリーダー
渡邊 清高

さくいん

制作者

地域におけるがん患者の緩和ケアと療養支援情報 普及と活用プロジェクト

〈プロジェクトリーダー〉
渡邊 清高（帝京大学医学部内科学講座 腫瘍内科）

〈プロジェクトメンバー〉
大塚 良子（帝京大学医学部内科学講座）
唐渡 敦也（がん研究会有明病院 検体検査部・生理検査部）
河原 正典（爽秋会岡部医院仙台）
欅田 香代子（帝京大学医学部内科学講座）
清水 哲郎（岩手保健医療大学 臨床倫理研究センター）
田代 志門（東北大学大学院 文学研究科）
的場 元弘（青森県立中央病院 医療連携部・緩和ケアセンター）
持田 奈加（帝京大学医学部内科学講座）

協力者

井出 里美
大河内 泉（神奈川県）
大下 一人
大橋 一美（福岡県）
小村 弘一
加藤 那津（愛知県）
加茂 あかり（神奈川県）
小針 匡子
坂元 希美（東京都）
櫻井 雅代（国立がん研究センター
がん対策研究所 がん情報提供部）

竹井 清純（東京都）
田中 晴代（東京都）
中村 直也（鹿児島県）
深沢 和輝（宮城県）
藤本 啓子（兵庫県）
松木 有紀（東京都）
森下 律子（埼玉県）
山田 由季

編集協力

構成・執筆・編集協力　北島 直子（ミーツパブリッシング）
デザイン・イラストレーション　舩田 彩加

(敬称略、50音順)

地域におけるがん患者の緩和ケアと療養支援情報
普及と活用プロジェクト ウェブサイト

https://plaza.umin.ac.jp/homecare/

本書『がん患者さんとご家族をつなぐ 在宅療養ガイ
ド』の全文を掲載しています。フォーラムの開催記録
など、プロジェクトの関連情報をご覧いただけます。
お問い合わせは上記ウェブサイトをご参照ください。

がん患者さんとご家族をつなぐ 在宅療養ガイド
～豊かな療養生活をかなえる安心の1冊～

当プロジェクトは、公益財団法人 正力厚生会の助成を得て活動しています。
本書作成には、助成金の一部が充当されました。

2024年 5月 30日　初版発行

編　　　著　　地域におけるがん患者の緩和ケアと療養支援情報 普及と活用プロジェクト
　　　　　　　渡邊 清高(帝京大学医学部内科学講座　腫瘍内科)
　　　　　　　〒173-8605　東京都板橋区加賀 2-11-1

発 行 人　　渡部新太郎

発 行 所　　株式会社 日本医学出版
　　　　　　　〒113-0033　東京都文京区本郷3-18-11　TYビル5F
　　　　　　　電話 03-5800-2350　FAX 03-5800-2351

印刷・製本　　モリモト印刷株式会社